Cómo decirle adiós a la DIABETES

CÓMO CONTROLAR LA GLUCOSA EN LA SANGRE, Y REDUCIR O ELIMINAR MEDICINAS PARA LA DIABETES POR MEDIO DE LA NUTRICIÓN Y UN ESTILO DE VIDA ADECUADO

María José Hummel
Nutricionista y educadora de Salud

SPH Publishing

SALINAS, CA

Fotografías de ejercicios, capítulo 9: Adobe Stock Images, iStock

María José Hummel, SPH Publishing
informacion@saludparahoy.com

Información de órdenes:
Ventas al por mayor. Descuentos especiales están disponibles en compras por cantidades mayores. Para más detalles escriba a: compras@saludparahoy.com

Cómo decirle adiós a la DIABETES/ María José Hummel. —1era edición.
ISBN 978-0-9786689-9-0

Contenidos

Si piensas que puedes hacer algo, o si piensas que no puedes hacer algo, estás en lo correcto.

—HENRY FORD

AVISO IMPORTANTE

Esta guía no está diseñada para tomar el lugar de un tratamiento médico adecuado, sino como un complemento educacional. Los cambios señalados en esta guía son tan efectivos, que deben hacerse bajo la supervisión de un médico, de preferencia un médico con experiencia en nutrición. Las personas diabéticas que estén tomando medicamentos para diabetes o que estén usando insulina van a necesitar reducir la dosis de estos medicamentos si siguen las indicaciones presentadas aquí al pie de la letra, como también los medicamentos para bajar la presión si los toman.

Muchos doctores que desconocen los poderosos efectos de este tipo de programa son reacios a reducir la dosis de medicamentos de sus pacientes, así que tal vez sea necesario que el lector alerte a su médico con respecto a esto y que monitoree sus niveles de azúcar cuidadosamente (ojalá con la ayuda de un glucómetro) para evitar un incidente de hipoglicemia o nivel muy bajo de azúcar en la sangre.

Es responsabilidad del lector cooperar son su cuidado médico alertando al profesional de la salud correspondiente acerca de los cambios que pretende hacer para asegurarse que sus niveles de glucosa y presión arterial no estén ni muy altos ni muy bajos.

INTRODUCCIÓN

Como nutricionista me ha tocado tratar muchos pacientes con diabetes, más que nada diabetes tipo 2 y diabetes gestacional (o diabetes del embarazo), y he visto como esta enfermedad puede causar estragos en la vida de los que la sufren. La diabetes tal vez sea uno de los problemas nutricionales más importantes de nuestra era. Lamentablemente, muchos pacientes son tratados con medicinas y/o insulina, lo cual puede controlar la diabetes por un tiempo, pero no llega a la raíz del problema y por lo tanto, no puede revertir la diabetes.

Desafortunadamente, existe mucha información incorrecta con respecto a la diabetes. Por ejemplo, hace algunos años me encontraba dando clases de diabetes tipo 2 en una clínica donde trabajaba. Las clases eran dadas por mí y por una doctora que trabajaba en la clínica. Ese día la doctora fue la que dio la introducción y le dijo lo siguiente a los participantes de la clase: "La diabetes es una enfermedad crónica incurable, así que todos ustedes van a tener diabetes para el resto de sus vidas. Además, todas las personas diabéticas tarde o temprano llegan a necesitar insulina, así que, si ustedes no la están usando ahora, la van a llegar a usar más adelante."

Yo me sentí muy desconcertada al escuchar esta afirmación acerca de la diabetes porque sabía en mi mente que no era 100% correcta. Por respeto a la doctora no dije nada en el momento, pero cuando tuve la oportunidad en otra ocasión de dar mi parte de la clase, la cual estaba relacionada con la nutrición, les di a esos pacientes las buenas noticias acerca de la diabetes: *¡la diabetes tipo 2 sí se puede revertir!*

Así es. De acuerdo con las últimas investigaciones médicas realizadas con respecto a la nutrición y la diabetes, se ha encontrado que hay un cierto tipo de alimentación que puede completamente revertir la diabetes tipo 2 en la gran mayoría de los casos. No solamente pueden los pacientes reducir o eliminar completamente el uso de insulina, sino que pueden llegar a vivir como no diabéticos. Este tipo tratamiento, basado en alimentación y ejercicio apropiado, ha sido comprobado con miles de pacientes.[1]

Lamentablemente, muchos médicos y profesionales de la salud aún no están actualizados con esta información, y otros reciben este tipo de información con incredulidad y escepticismo, ya que estos conceptos no están de acuerdo con la educación convencional que ellos recibieron años atrás. Para muchas personas en el campo médico, la única manera de tratar las enfermedades es con medicamentos, cirugía u otros tratamientos tradicionalmente aprobados por la ciencia médica. La nutrición adecuada es considerada como algo que podría ayudar pero no como algo que podría *sanar* a una persona enferma de diabetes. Esto no es culpa de los médicos, ya que en realidad la gran mayoría de ellos no recibe suficiente educación en nutrición como para usarla como tratamiento de enfermedades crónicas, aunque algunos médicos se educan por su cuenta con respecto a este tema.

Las facultades de medicina (por lo menos en Estados Unidos) en su mayoría no exigen cursos en nutrición para los estudiantes y, las que lo hacen, generalmente no exigen más de 25 horas de entrenamiento en este campo durante los cuatro años de estudios en la facultad de medicina. Esto apenas es suficiente para cubrir aspectos básicos de nutrición, como qué son las vitaminas y minerales, carbohidratos y proteínas, pero no suficiente para entender cómo tratar enfermedades crónicas con una nutrición adecuada.

La ciencia médica moderna en algunos casos incluso considera que las enfermedades crónicas como el cáncer, las enfermedades cardíacas y la diabetes son consecuencia natural del envejecimiento, y que la razón por la cual estas enfermedades han aumentado tanto en estas últimas décadas es simplemente porque la expectativa de vida ha aumentado de manera dramática en el último siglo y la gente vive más. Pero la verdad es que estas enfermedades no son la consecuencia natural de la edad, sino más bien la consecuencia natural de consumir una dieta inadecuada para el organismo humano y seguir un estilo de vida dañino. De hecho, sabemos por los estudios de las culturas longevas existentes en el mundo, que estas enfermedades son prácticamente inexistentes en lugares donde no se practican los excesos alimenticios tan comunes en nuestra sociedad moderna. Lamentablemente, muchos de los tratamientos convencionales para las enfermedades crónicas de hoy en día no solamente carecen de un fundamento científico sólido, sino que más bien están diseñados para complacer nuestras preferencias dietéticas y engordar los cofres de la industria médica y farmacéutica.

Por eso escribí este libro, en el que presento un plan nutricional que he utilizado con pacientes diabéticos por muchos años y con mucho éxito, y que sé que también es utilizado por otras organizaciones y profesionales de la salud con resultados extraordinarios. Este plan está basado en principios científicos y nutricionales comprobados, que han sido usados por muchos otros médicos y profesionales de la salud bien informados acerca de la nutrición, los cuales han demostrado ser altamente efectivos para mejorar y revertir la diabetes tipo 2 en la mayoría de las personas que la padecen. Es muy lamentable que la gran parte de las personas diabéticas, y la población en general, no estén enterados de estos principios nutricionales tan eficientes ya que esta información apenas se está dando a conocer, pero de manera lenta y paulatina.

Lo bueno es que últimamente han habido cambios alentadores. Por ejemplo, Kaiser Permanente en California, Estados Unidos, es la primera organización de salud que ha adoptado el tipo de nutrición presentado en este libro como tratamiento para enfermedades crónicas. Los médicos que trabajan para esta organización están siendo entrenados para utilizar la nutrición antes que los medicamentos para enfermedades crónicas como la diabetes tipo 2, la hipertensión y las enfermedades cardiovasculares. Esperemos que esta sea una señal y motivación para que otras instituciones, organizaciones médicas y facultades de medicina también adopten un sistema nuevo de tratamiento y prevención que de verdad llegue a la raíz de las enfermedades modernas, y provea laa solución que sus pacientes están buscando.

Muchos "expertos" en diabetes afirman que no hay una dieta "especial" para diabéticos, sino sólo consumir menos calorías y carbohidratos, y tomar medicamentos para controlar la glucosa. Pero al leer este libro te vas a dar cuenta que la realidad es diferente. El número de calorías o gramos de carbohidratos no es el único aspecto de la alimentación que puede afectar tu salud. Cien calorías de una manzana son muy diferentes a cien calorías de papas fritas. Si vas a consumir 15 gramos de carbohidratos, el efecto en tu cuerpo es muy diferente cuando estos carbohidratos provienen de galletitas saladas o de un plato de lentejas. En este libro vas a aprender que para decirle adiós a la diabetes no sólo es necesario comer menos y bajar de peso (cuando hay sobrepeso), sino que los diabéticos y pre-diabéticos pueden mejorar sus hábitos alimenticios y consumir los ***alimentos correctos*** que le ayudan al cuerpo a sanarse. Este tipo de programa va mucho más allá de sólo compensar por el malfuncionamiento de la insulina, como lo hacen la mayor parte de los medicamentos y tratamientos convencionales, sino que llega al fondo del problema y corrige la causa principal de esta enfermedad.

Yo sé que muchas personas están confundidas con respecto a *qué comer* y *cómo comer* para mejorar su salud y reducir los niveles de glucosa en su sangre. Espero que este libro te de la información y la inspiración que necesitas para cambiar tu vida para bien.

Mis mejores deseos,

María José Hummel
Nutricionista y educadora de salud

Referencias

1. Fuhrman, J. (2013). *The End of Diabetes* (p. 1). New York: HarperCollins.

Parte 1

El trasfondo de la diabetes

CAPÍTULO 1

¿Qué es la diabetes?

La diabetes es básicamente un problema del metabolismo, es decir el proceso por el cual el cuerpo obtiene la energía que necesita de los alimentos que consumimos. Específicamente, es un problema que resulta cuando este proceso es alterado como resultado de nuestra dieta y estilo de vida. Los carbohidratos en los alimentos que comemos, ya sea que estos alimentos son "dulces" o no, al ser digeridos se transforman en glucosa, que es un tipo de azúcar. La glucosa es necesaria, de hecho, vital para alimentar las células de nuestro cuerpo. Todas nuestras células necesitan este tipo de combustible para producir energía y seguir viviendo. Por lo tanto, tener "azúcar" (o glucosa) en la sangre no es anormal ni peligroso, sino que es perfectamente deseable.

El problema no es tener la glucosa en la sangre, sino cuando hay un ***exceso*** de glucosa en la sangre. Esto sucede cuando, por algún motivo, la glucosa no está entrando en las células como debería.

Lamentablemente, como vas a aprender en este libro, este problema metabólico es cada vez más común. La incidencia de diabetes ha aumentado de manera tan dramática, que algunos gobiernos e instituciones de salud han llegado prácticamente a un estado de pánico al tratar de determinar cómo enfrentar esta situación que afecta a tantas comunidades y poblaciones.

El diagnóstico de la diabetes

¿Piensas que tienes diabetes o pre-diabetes? Hay muchos síntomas que usualmente son identificados con la diabetes, como tener mucha sed y orinar en exceso, en algunos casos pérdida de peso muy rápida, o problemas con los nervios de las manos o de los pies. Pero para realmente saber si tienes diabetes o pre-diabetes, necesitas recibir un diagnóstico médico.

Generalmente la diabetes se diagnostica midiendo la cantidad de glucosa en la sangre en ayunas, o después de administrar cierta cantidad de carbohidratos o glucosa a una persona y esperar una o dos horas para medir el nivel de glucosa en la sangre.

En ayunas, una persona se considera **diabética** si el nivel de glucosa de su sangre sobrepasa los 126 mg/dL (generalmente el examen se repite para confirmar el diagnóstico). Si el nivel de glucosa se encuentra entre los 100 a 125 mg/dL, la persona es considerada **pre-diabética**. Si el nivel es inferior a los 100 mg/dL, este nivel se considera normal. Sin embargo, algunos expertos consideran que aún con niveles de glucosa entre 85 a 99, una persona ya podría estar experimentando un comienzo de resistencia a la insulina, lo cual aumenta el riesgo de enfermedades cardiovasculares y otras complicaciones de la diabetes.[1]

Otra manera de diagnosticar la diabetes es haciendo la prueba de la hemoglobina A1c, también conocida como HbA1c (o simplemente A1c). Este método es preferido por muchos profesionales de la salud, ya que da una idea más amplia de los niveles de glucosa del paciente. El nivel de hemoglobina A1c refleja el promedio de glucosa en la sangre por los últimos dos a tres meses, y no es afectado por las fluctuaciones diarias en los niveles de glucosa que generalmente ocurren. Un porcentaje de HbA1c de más de 6.5 es considerado como una indicación de diabetes, y si es más de 5.7 por ciento, es considerado pre-diabetes. El nivel óptimo es alrededor de 5 por ciento.

Si piensas que puedes tener diabetes o pre-diabetes pero no has obtenido un diagnóstico, te insto a que *visites a tu médico* para que te puedan hacer los exámenes correspondientes y así obtener un diagnóstico definitivo. Si tu médico ya te ha dicho que tienes diabetes tipo 2 o pre-diabetes (o incluso diabetes gestacional), entonces los pasos enumerados en este libro te van a ayudar a revertir esta condición y mejorar tu salud. Si has recibido un diagnóstico de diabetes tipo 1 sigue leyendo ya que este libro también te puede ayudar a mejorar tu salud y a utilizar la cantidad mínima necesaria de insulina.

¿Por qué sube el azúcar en la sangre?

Cada una de las células de nuestro cuerpo tiene una membrana celular, la cual es como una pared que separa los contenidos de la célula del ambiente exterior. La glucosa necesita penetrar esta pared para poder alimentar a la célula y así producir energía para todas las funciones celulares. Para esto las células forman un tipo de apertura o "puerta" (técnicamente conocidos como receptores de insulina) para que la glucosa pueda entrar.

Curiosamente, la cantidad de receptores de insulina puede variar dependiendo de la cantidad de insulina presente en el cuerpo. Cuando consumimos un exceso de azúcar o carbohidratos refinados en la dieta, nuestro cuerpo produce insulina "extra" para compensar, y así reducir los niveles de azúcar a un nivel normal. Sin embargo, una cantidad alta de insulina en la sangre a largo plazo puede llevar a una disminución de la cantidad de receptores de insulina (lo cual en inglés se llama "down-regulation") lo cual hace que seamos más resistentes a la insulina. Cuando consumimos una dieta adecuada que no produce exceso de insulina, tendremos una cantidad apropiada de receptores o "puertas" para que entre la glucosa.[2]

Tal vez la siguiente ilustración pueda hacer el proceso un poco más fácil de entender. Imagínate que un día por la mañana te levantas con deseos de comer un buen desayuno. Digamos que es domingo y, por lo tanto, decides preparar unos deliciosos panqueques, acompañados con jugo de naranja, o tal vez huevos fritos, pan tostado, etc. En fin, imagínate el mejor desayuno que puedas comer, y para esta ilustración, imagínate que no tienes ninguna preocupación acerca de lo saludable que son esos alimentos. Imagínate que no sólo consumes un buen desayuno, sino que consumes una cantidad mayor de lo normal. De hecho, digamos que sientes la necesidad de sentarte a descansar y ver televisión para "hacer la digestión". A las pocas horas después tus hijos adolescentes por fin se levantan, aunque tarde porque es domingo (si no tienes hijos imagina que los tuvieras) y ellos te dicen que quieren ir a comer a un restaurante que tiene buffet, en el cual puedes comer todo lo que quieras por un solo precio. A pesar de que no tienes mucha hambre porque comiste un buen desayuno, accedes a esta petición pensando que es un día especial para estar con la familia y pasar un buen rato, así que decides ir al buffet. Aprovechando que ya estás allí, decides comer unos dos o tres platos de comida, porque al fin y al cabo ya pagaste, así que ¿cómo no vas a aprovechar? ¿Cómo vas a malgastar el dinero que ya pagaste? Obviamente también aprovechas de comer postre de dos o tres variedades, y un buen vaso de refresco o jugo, ya que todo está incluido en el precio. A muchos de nosotros se nos "pasa la mano" cuando vamos a comer a un restaurante que tiene buffet, ya que la diversidad de alimentos y bebidas generalmente estimula el apetito y nos lleva a comer de más. ¿Alguna vez te ha sucedido esto?

Bueno, digamos que en esta ocasión, al salir del buffet sientes que has comido suficiente como para tres días. Te sienes muy satisfecho(a), así que planeas ir a casa y tomarte el resto del día para descansar. Pero llegando a la casa te llega un texto en tu celular que viene de algún familiar cercano, como por ejemplo de tu hermano o hermana, que dice "¿a qué hora vas a llegar?" ¡Oh no! ¡Se te había olvidado que hoy era su fiesta de cumpleaños! Entonces le dices a tus hijos y cónyuge, y todos se van a la fiesta de cumpleaños para no quedar mal con la familia.

Cuando llegas a la fiesta todavía sientes que tienes el almuerzo prácticamente en la garganta, pero a penas llegas te ofrecen algo de comer. Es más, tienen un banquete, pero lamentablemente tú sientes que si comes algo más vas a explotar. ¿Qué haces? La mayoría de nosotros diría "muchas gracias, pero la verdad es que no puedo comer ni siquiera un bocadillo" o "gracias, pero ya comí hace poco" aclarando que no estás despreciando la comida para así no ofender. Tal vez inventes una excusa o tal vez digas la verdad, pero ni aunque quisieras podrías comer algo más. ¿Alguna vez te has sentido así?

Déjame decirte que así también responden las células de nuestro cuerpo cuando consumimos una dieta alta en calorías o cuando tenemos sobrepeso y no hacemos ejercicio. Las células ya tienen demasiada energía y no necesitan más, por lo tanto, sólo aceptan un poco de glucosa y rechazan toda la glucosa "extra" que en realidad no necesitan. De hecho, el exceso de grasa en el cuerpo y una dieta alta en calorías y grasa impiden el funcionamiento correcto de la insulina. Imagínate que la insulina es como la llave que abre la puerta para que entre la glucosa en las células. La grasa es como un chicle o goma de mascar pegado en la cerradura de la puerta que no permite que entre la llave y abra la puerta. Se puede decir que el exceso de grasa cubre las membranas celulares impidiendo la acción de la insulina para transportar la glucosa al interior de las células.[3-5]

Además, el exceso de calorías, en especial de azúcar y carbohidratos refinados, fuerza al páncreas a producir más insulina de lo normal, pero esto, en vez de ayudar, complica aún más la situación ya que reduce nuestra sensibilidad a la insulina.[6,7] El páncreas sigue produciendo insulina, incluso produce más insulina de lo normal para tratar de "forzar" a las células a que acepten más glucosa. Pero el problema es que no es la *falta de insulina* lo que hace que el nivel de glucosa esté muy alto, sino que las células *no están respondiendo* a la insulina. Por lo tanto, la insulina extra que está produciendo el páncreas no es de gran ayuda. Aunque el páncreas sigue produciendo cantidades extra de insulina, esta insulina extra es infectiva porque el problema es que la insulina que el cuerpo está produciendo no está trabajando correctamente.

Creo que vale la pena repetirlo para que quede bastante claro. Por lo menos al principio del proceso de diabetes, el problema NO es que haya muy poca insulina, sino que el problema es que el cuerpo no responde a ella. Esto es contrario a lo que muchos piensan. Cuando las células no responden correctamente a la insulina, la glucosa de la sangre se mantiene alta lo cual se conoce en términos médicos como ***"resistencia a la insulina"***.

*La **resistencia a la insulina** es la **causa** subyacente de la diabetes y la pre-diabetes. Si queremos saber cómo **revertir** estas condiciones, tenemos que concentrarnos en aprender <u>cómo revertir la resistencia a la insulina</u>.*

Si esta situación se mantiene por largo plazo, la persona puede llegar a desarrollar pre-diabetes, y con el tiempo diabetes tipo 2. En esta etapa es muy común que la persona sienta mucha sed, beba grandes cantidades de agua, y orine excesivamente. Esto sucede ya que el cuerpo está intentando diluir la cantidad excesiva de azúcar en la sangre (una condición conocida como hiperglicemia) extrayendo agua de las células hacia la corriente sanguínea y así eliminando el azúcar en la orina. ¡Por eso en el tiempo antiguo los doctores diagnosticabas la diabetes al probar la orina para ver si estaba dulce! Otra indicación de diabetes era ver muchas hormigas alrededor de la taza del baño o inodoro.

Como mencioné anteriormente, con la diabetes tipo 2 el cuerpo produce suficiente insulina, por lo menos al principio. Sin embargo, después de muchos años de producción excesiva de insulina para tratar de compensar la resistencia e inefectividad de la insulina, el páncreas se puede llegar a agotar, y en vez de producir grandes cantidades de insulina, empieza a producir cada vez menos. Cuando un diabético llega a esta etapa, puede llegar a necesitar insulina adicional. De cualquier manera, esto sólo sucede en las etapas avanzadas de la diabetes tipo 2, pero no es el caso para la mayoría de los diabéticos o personas con pre-diabetes.

Ahora imagina que en vez de ir a comer al buffet unas pocas horas después del desayuno imaginario que mencionamos, te llama tu mejor amigo o amiga y te invita a ir a correr o trotar. Imaginemos que tú corres regularmente y que estás en buena condición física, y también imaginemos que tú y tu amigo o amiga deciden correr 10 millas (16 kilómetros). Eso es bastante, ¿verdad? ¿Cómo piensas que te vas a sentir después de correr una distancia tan larga? ¿Será que vas a tener hambre si después vas a la fiesta de cumpleaños de tu pariente? ¡Lo más probable es que sí!

Lo mismo sucede con tus células. Cuando haces ejercicio de manera regular, las células necesitan reponer toda esa energía gastada durante el ejercicio, así que en vez resistir la acción de la insulina, la aceptan gustosamente. Además, si no tienes un exceso de *reservas de energía* (es decir, grasa; en otras palabras, sobrepeso u obesidad), en vez de que el nivel de azúcar en tu sangre permanezca alto, las células absorben esta glucosa, y así el nivel de azúcar en tu sangre llega a estar normal.

Esta es la condición metabólica en la que necesitamos estar si queremos evitar la diabetes. Hacer ejercicio ayuda a usar energía de modo que las células necesitan reponer esa energía regularmente. Evitar el exceso de calorías y mantener un peso normal ayudan a que las células utilicen la energía que consumimos y que no tengamos energía "extra" que las células no pueden utilizar.

Diabetes tipo 1

La diabetes tipo 1 es una enfermedad completamente diferente a lo que acabamos de describir. Por lo general comienza a una edad temprana, y por eso antes se le conocía como *diabetes juvenil*, comparada con la *diabetes de adulto*, la cual es más común y antes se diagnosticaba generalmente en personas mayores de 40 años. Debido al alarmante aumento de casos de diabetes *de adulto* en los niños y jóvenes, estos nombres se tuvieron que cambiar. Por esto ahora a la diabetes juvenil se le llama diabetes tipo 1, mientras que la diabetes de adulto, la cual tiene que ver con la alimentación y la falta de ejercicio, ahora se le denomina diabetes tipo 2.

La causa específica de la diabetes tipo 1 se desconoce, pero existen varias teorías de con respecto a por qué se produce. Se sabe que la diabetes tipo 1 se desarrolla como consecuencia de una respuesta autoinmune en el cuerpo, en la cual las células del páncreas que producen insulina (llamadas células beta) son destruidas. Al parecer, el cuerpo ataca estas células porque las confunde con células o proteínas invasoras. Lamentablemente, varios estudios científicos han mostrado una conexión entre la diabetes tipo 1 y el estar expuestos a temprana edad a las proteínas de la leche de vaca que se encuentran en las fórmulas para bebés. En ciertos individuos que son más susceptibles, esta exposición podría causar una producción de anticuerpos a la insulina bovina que se encuentra en la leche de vaca y la fórmula. Esta respuesta inmune es la que después posiblemente se transforma en una respuesta autoinmune agresiva en contra de las células beta del páncreas, lo cual resulta en el desarrollo de diabetes tipo 1[8,9].

Tristemente, una vez que las células beta del páncreas son destruidas, se detiene la producción de insulina. Como relata el doctor Joel Fuhrman en su libro, en casos excepcionales, cuando la enfermedad se detecta a tiempo y se comienza un tratamiento nutricional agresivo, han habido algunos pocos casos en que pacientes con diabetes tipo 1 se han podido recuperar de su enfermedad[8], pero esto es más bien la excepción que la regla. Por lo tanto la gran mayoría de las personas con diabetes tipo 1 *necesitan* inyectarse insulina (o usar otro método como las bombas de insulina) por el resto de su vida. Sin recibir insulina, una persona que padece de diabetes tipo 1 puede morir.

Sin embargo, *si una persona con diabetes tipo 1 lleva una dieta saludable* como la que voy a explicar en este libro, *y hace ejercicio adecuado*, la cantidad de la insulina que necesita inyectarse se puede reducir al mínimo, es decir la cantidad ***fisiológica*** que el cuerpo necesita y no más.

Lamentablemente, muchos pacientes con diabetes tipo 1 también desarrollan resistencia a la insulina como consecuencia de una dieta inadecuada, aumento de peso y falta de ejercicio, lo cual resulta en que necesiten más insulina para controlar sus niveles de glucosa. Esto de paso puede llevar al aumento de peso, formación de placa en las arterias, enfermedades cardíacas y ataques al corazón, ya que la insulina también promueve la formación de placa en las arterias y otros problemas o complicaciones. Como resultado, más de un tercio de las personas con diabetes tipo 1 mueren antes de la edad de 50 años.

Por lo tanto, al igual que con la diabetes tipo 2, es muy importante que las personas con diabetes tipo 1 sigan *un plan nutricional adecuado* además de un estilo de vida saludable, para prolongar su vida lo más posible y evitar complicaciones innecesarias. El mismo plan nutricional es adecuado para la diabetes tipo 1, tipo 2 y la diabetes que voy a explicar a continuación: la diabetes gestacional.

Diabetes gestacional

La diabetes gestacional es la diabetes que se produce en una mujer durante el embarazo y desaparece una vez que ella da a luz. Aunque el proceso metabólico es el mismo que los otros tipos de diabetes, las causas son diferentes. Los cambios hormonales por los que pasa una mujer durante el embarazo, además de ciertos factores de riesgo como el sobrepeso, una dieta inadecuada, origen étnico e historial familiar de diabetes, ponen a la mujer embarazada en un riesgo más alto de tener problemas con el metabolismo de la glucosa en la sangre y desarrollar diabetes. Una vez que ella da a luz, sus hormonas vuelven a los niveles normales y la diabetes en la mayoría de los casos se resuelve.

Sin embargo, las mujeres que han tenido diabetes durante el embarazo tienen un riesgo más alto de desarrollar diabetes tipo 2 con el pasar de los años, especialmente si existen otros factores de riesgo como sobrepeso, tendencia genética a la diabetes o pertenecer a ciertos grupos étnicos, como por ejemplo, ser hispana o latina[10].

Lo bueno es que una mujer con diabetes gestacional no necesariamente tiene que usar insulina si sigue un régimen alimenticio adecuado y hace ejercicio de manera regular y frecuente. Lamentablemente, el uso de insulina llega a ser necesario cuando los cambios de estilo de vida sugeridos por algunos profesionales de la salud no son lo suficientemente agresivos como para revertir el proceso metabólico que lleva a la diabetes gestacional.

Personalmente, he trabajado con muchas mujeres embarazadas que padecen de diabetes gestacional. El plan de alimentación y ejercicio que les doy a esas mujeres es el mismo que voy a describir en este libro. Lo que he notado a través de los años es que las mujeres que siguen el plan al pie de la letra pueden llegar a controlar su diabetes de tal manera que sus niveles de azúcar en la sangre sean completamente normales. La ventaja de trabajar con mujeres embarazadas es que ellas tienen motivación suficiente para hacer los cambios que se les sugieren ya que la vida y la salud de su bebé también están en juego.

Casi sin excepción las mujeres que siguen el plan más fielmente son las que obtienen mejores resultados. Otras mujeres no toman su condición suficientemente en serio, y están constantemente "haciendo trampa", o usando la común excusa de que "de vez en cuando no hace daño". Sin embargo, mi observación ha sido que esas ocasiones "de vez en cuando" en que la persona tal vez se da un gustito u otro (como media latita de refresco, o un pedacito de pastel, etc.), pueden hacer la diferencia entre la salud y la enfermedad. Es decir, la acumulación de estos pequeños "gustos" puede llevar a la diabetes, mientras que evitarlos ayuda a tener el azúcar a nivel normal todo o casi todo el tiempo. Por eso mi recomendación es que las mujeres embarazadas que tienen diabetes gestacional o están a riesgo de desarrollarla, sigan el plan nutricional de este libro e incorporen ejercicio diario, y así asegurarán que su salud y la de su bebé sea la mejor posible.

Puntos para recordar

- ✓ La diabetes es un problema del metabolismo cuando este es alterado como resultado de nuestra dieta y estilo de vida y produce un ***exceso*** de glucosa en la sangre.
- ✓ Si piensas que puedes tener diabetes o prediabetes pero no has obtenido un diagnóstico, lo mejor es *visitar a un médico* para obtener un diagnóstico definitivo.
- ✓ Cuando las células no responden correctamente a la insulina, la glucosa de la sangre se mantiene al-

ta lo cual se conoce como ***"resistencia a la insulina"***.

- ✓ La **resistencia a la insulina** es la ***causa*** subyacente de la diabetes tipo 2 y la pre-diabetes. Para revertir estas condiciones, tenemos que concentrarnos en revertir la **resistencia a la insulina**.
- ✓ La diabetes tipo 1 se desarrolla como consecuencia de una respuesta autoinmune en el cuerpo, en la cual las células del páncreas que producen insulina (llamadas células beta) son destruidas.
- ✓ Muchos pacientes con diabetes tipo 1 también desarrollan *resistencia a la insulina* como consecuencia de una dieta inadecuada, aumento de peso y falta de ejercicio
- ✓ Si una persona con diabetes tipo 1 lleva una **dieta saludable** y hace **ejercicio adecuado**, la cantidad de la insulina que necesita inyectarse se puede reducir al mínimo, es decir la cantidad ***fisiológica*** que el cuerpo necesita.
- ✓ La **diabetes gestacional** es la diabetes que se produce en una mujer durante el embarazo y desaparece una vez que ella da a luz.
- ✓ Las mujeres que han tenido diabetes durante el embarazo *tienen un riesgo más alto* de desarrollar diabetes tipo 2.
- ✓ Una mujer con *diabetes gestacional* no necesariamente tiene que usar insulina si sigue un régimen alimenticio adecuado y hace ejercicio de manera regular y frecuente.

Referencias

1. Youngberg, W. (2012). *Goodbye diabetes: Preventing and reversing diabetes the natural way*. Fallbrook, CA: Hart Books.

2. Kaplan, S.A. (1984) The Insulin Receptor. J Pediatr, Mar;104(3):327-36.

3. Yang, Q., Graham, T., Mody, N., Preitner, F., Peroni, O., Zabolotny, J., . . . Kahn, B. (2005). Serum retinol binding protein 4 contributes to insulin resistance in obesity and type 2 diabetes. *Nature, 436*(7049), 356-362. doi:10.1038/nature03711

4. Riserus, U., Willett, W., & Hu, F. (2009). Dietary fats and prevention of type 2 diabetes. *Progress in Lipid Research, 48*(1), 44-51.

5. Petersen, K., Dufour, S., Befroy, D., Garcia, R., & Shulman, G. (2004). Impaired Mitochondrial Activity in the Insulin-Resistant Offspring of Patients with Type 2 Diabetes. *New England Journal of Medicine N Engl J Med, 350*, 664-671.

6. Okabayashi, Y., Maddux, B., Mcdonald, A., Logsdon, C., Williams, J., & Goldfine, I. (1989). Mechanisms of Insulin-Induced Insulin-Receptor Downregulation: Decrease of Receptor Biosynthesis and mRNA Levels. *Diabetes, 38*(2), 182-187. doi:10.2337/diab.38.2.182

7. Abdul-Hay, S., Kang, D., Mcbride, M., Li, L., Zhao, J., & Leissring, M. (2011). Deletion of Insulin-Degrading Enzyme Elicits Antipodal, Age-Dependent Effects on Glucose and Insulin Tolerance. *PLoS ONE, 6*(6). doi:10.1371/journal.pone.0020818

8. Fuhrman, J. (2013). *The End of Diabetes* (p. 13). New York: HarperCollins.

9. Vaarala, O., Knip, M., Paronen, J., Hamalainen, A. M., Muona, P., Vaatainen, M., . . . Akerblom, H. K. (1999). *Cows milk formula feeding induces primary immunization to insulin in infants at genetic risk for type 1 diabetes*. Diabetes, 48(7), 1389-1394. doi:10.2337/diabetes.48.7.1389

10. Catherin KKN, Robert K (2002). *Gestational diabetes and the incidence of type 2 diabetes: a systematic review*. Diabetes Care; 25(10):1862–8

CAPÍTULO 2

Los 5 factores de riesgo de la diabetes tipo 2

Muchas personas me preguntan ¿por qué viene la diabetes? Otras me dicen que su diabetes es hereditaria o que fue causada por un "susto". La verdad es que hay mucha confusión acerca de qué exactamente causa la diabetes. ¿Es por comer muchos dulces? ¿O por tener mucho estrés?

Como expliqué en el capítulo anterior, la causa fundamental de la diabetes tipo 2 es la ***resistencia a la insulina***, es decir, cuando la insulina en tu cuerpo ya no trabaja de manera apropiada y no lleva la glucosa hacia el interior de las células. Pero ¿cuáles son los factores de riesgo que pueden hacer a una persona más susceptible a la diabetes? En este capítulo voy a explicar los cinco factores de riesgo más comunes que pueden llevar a la diabetes. Algunos los podemos evitar, pero otros están fuera de nuestro control. Sin embargo, mientras más evitemos los factores que sí podemos controlar, menor será nuestro riesgo de desarrollar diabetes. Por lo tanto te recomiendo que analices estos factores para que puedas determinar cuáles podrían estar afectando tu salud.

1. El sobrepeso y la diabetes

Tener sobrepeso es básicamente otra manera de decir que tenemos reservas extras de calorías en el cuerpo. Al igual que cuando consumimos demasiadas calorías en nuestra dieta, al tener muchas "reservas de calorías" o mucha grasa en el cuerpo, las células resisten la acción de la insulina. Recuerda que el trabajo de la insulina es hacer que la glucosa pueda entrar en las células y así permitir que las células obtengan la energía que necesitan. Si las células ya tienen suficiente energía y no necesitan mucha más (como en el caso del sobrepeso y la obesidad), entonces las células no quieren recibir más energía, y por lo tanto, *resisten* la acción de la insulina. Es por esta razón que el sobrepeso y la obesidad son una de las principales causas de la ***resistencia a la insulina***, que como dijimos, es el factor subyacente principal en el desarrollo de la pre-diabetes y posteriormente, la diabetes tipo 2.

Hay personas que parecieran tener peso "normal" y que sin embargo son diabéticos. Lamentablemente aún 5 libras (2.27 kilos) de más en una persona de peso normal podrían llevar al desarrollo de la diabetes, ya que aún esta pequeña cantidad de grasa extra interfiere con la habilidad de la insulina para llevar la glucosa hacia el interior de las células.

El efecto negativo del exceso de grasa (específicamente los ácidos grasos libres liberados por las células de grasa o células adiposas) es lo que se conoce como *lipotoxicidad*, en la cual el exceso de grasa aumenta la resistencia a la insulina.[1] La lipotoxicidad sucede porque que el exceso de grasa en la sangre bloquea los efectos de la insulina de manera que no puede adherirse a las membranas celulares. Las células adiposas (es decir, de grasa) producen proteínas que se adhieren a la insulina y bloquean su actividad[2], como también proteínas que hacen que las células pierdan sensibilidad a la insulina[3]. Por medio de todos estos mecanismos, la grasa hace que la insulina sea menos efectiva en llevar la glucosa hacia el interior de las células.

En respuesta a esta situación, el páncreas se ve obligado a producir más insulina para contrarrestar esta resistencia a la acción de la insulina en las células. Ya sea que una persona tenga diabetes o no, el exceso de insulina en el cuerpo es peligroso y puede ser incluso un mejor indicador de riesgo de ataques al corazón que los niveles de colesterol en la sangre.[4] En el capítulo anterior mencioné que la producción excesiva de insulina eventualmente sobrecarga al páncreas. Después de años de abuso y sobrecarga por causa de una dieta inadecuada y falta de ejercicio, el páncreas se agota y comienza a producir menos insulina, lo cual resulta en que los niveles de glucosa suben más y más.

Aún cuando una persona con sobrepeso esté produciendo más insulina que una persona delgada, puede que no sea suficiente para contrarrestar su resistencia a la insulina, y por esto esa persona puede llegar a desarrollar pre-diabetes o diabetes.

Recordemos que la diabetes tipo 2 no viene a consecuencia de *falta* de insulina, sino de ***resistencia*** a la insulina que el cuerpo ya produce pero que no puede usar efectivamente debido al exceso de grasa en la dieta o en el cuerpo. Cuando una persona sube de peso, el cuerpo requiere mucha más insulina todavía, a veces hasta el doble de la cantidad normal, debido a que la grasa en el cuerpo interfiere con la función de la insulina.

Entonces, ¿por qué no todas las personas con sobrepeso desarrollan diabetes? Al parecer, algunos individuos tienen más capacidad para producir insulina, ya que tienen una mayor reserva de células beta (las células que producen insulina) en su páncreas[5]. Los individuos que son susceptibles a la diabetes probablemente tienen una reserva menor de células productoras de insulina, por lo cual incluso aún una pequeña cantidad de sobrepeso les podría llevar a desarrollar síntomas de diabetes.

El síndrome del "flaco-gordo"

Es importante mencionar que el sobrepeso no sólo se mide con el número que aparece en la balanza (pesa o báscula). ¿Alguna vez has oído acerca del síndrome del "gordo-flaco" o "flaco-gordo"? Aunque parezca chistoso, es algo que en realidad existe. De hecho, esta condición es muy común hoy en día y se refiere a una persona que a pesar de estar en un peso "normal" para su estatura, tiene demasiada grasa en su cuerpo y no suficiente masa muscular. Esta condición puede resultar en un aumento del riesgo de muchas enfermedades, incluyendo la diabetes tipo 2, alta presión arterial, enfermedades coronarias e incluso varios tipos de cáncer. Entonces, aunque una persona tenga peso "normal", si tiene demasiada grasa en su cuerpo, esa persona no está saludable.

¿Cómo puedes saber si tienes demasiada grasa en tu cuerpo y no suficiente músculo? Bueno, el método más exacto para saberlo sería haciendo un análisis hidrostático de grasa corporal, en el cual la persona es sumergida en agua. Al medir su peso bajo el agua se puede calcular su porcentaje de grasa corporal. Como te podrás imaginar, este método es caro y muy difícil de realizar para la mayoría de las personas, ya que requiere equipo especializado y no es fácil encontrar un lugar donde se realice este tipo de prueba.

Otro método para medir la grasa en el cuerpo es utilizar un plicómetro o adipómetro, que básicamente es un calibre para medir la grasa del cuerpo. No es un método tan exacto como el análisis hidrostático, pero es mucho más fácil de hacer y también es más barato. Muchos gimnasios ofrecen este tipo de análisis a sus miembros. Si tú compras un adipómetro puedes realizar el análisis en tu propio hogar, pero necesitas saber cómo utilizar el instrumento, y esto requiere algo de entrenamiento. También hay algunos instrumentos, incluyendo básculas o pesas, que realizan un análisis de impedancia bioeléctrica. Este método tampoco es muy exacto, ya que su precisión depende de muchas variables, como por ejemplo el nivel de hidratación, la humedad y la presión barométrica en esa zona, etc., pero te puede dar una idea general de la cantidad de grasa en tu cuerpo.

En realidad, el método más fácil para saber si tienes mucha grasa en el cuerpo (que a propósito es gratis y lo puedes hacer en tu propio hogar) es la *"prueba del espejo"*. Te estarás preguntado "¿en qué consiste la prueba del espejo y cómo puedo conseguirla?" Muy fácil: sólo ponte de pie en frente de un espejo suficientemente grande sólo con ropa interior ¡y listo! Si notas la presencia de "rollitos" o "llantitas" ya sabes lo que es eso; es *exceso de grasa*. Este exceso de grasa tiende a acumularse en el área del abdomen, alrededor de la cintura, en las caderas y muslos (como en el caso de la muy odiada "celulitis"), en la parte posterior de los brazos, debajo de la mandíbula (la infame "doble-pera"), etc.

Si tú te encuentras en la categoría de personas que tienen mucha grasa y poca masa muscular, no te sientas mal. Eres parte del grupo que conforma la gran mayoría en nuestra sociedad moderna. Pero ten presente que esta situación pudiera ser uno de los factores principales en el desarrollo de la diabetes y otras enfermedades, y que es absolutamente reversible por medio de la dieta apropiada y un estilo de vida saludable, los cuales vas a aprender con este libro.

2. El ejercicio y la diabetes

Como se mencionó en el capítulo anterior, cuando una persona ha comido un exceso calorías esa persona ya no necesita comer por un buen tiempo porque pierde el hambre; lo mismo sucede con las células del cuerpo. Recordemos que el exceso de calorías y grasa reduce la "sensibilidad" de las células a la acción de la insulina, es decir la insulina ya no es tan efectiva; esto lleva a que los niveles de azúcar en la sangre se mantengan más altos de lo normal, lo cual puede llevar al desarrollo de la diabetes.

Sin embargo, cuando una persona sale a correr, digamos por 15 kilómetros, al terminar de correr va a tener bastante hambre. Lo mismo sucede también con sus células. El ejercicio le permite al cuerpo, específicamente a cada célula del cuerpo, quemar las reservas de energía, lo cual hace a la persona más "sensible" a la insulina, ya que necesita recuperar la energía que gastó. Como vimos anteriormente, recuperar la sensibilidad a la insulina es lo que hace que los niveles de glucosa en la sangre regresen a lo normal.

Por lo tanto, el ejercicio podría ser una de las mejores herramientas para un diabético. En la sección de ejercicio (capítulo 8) podrás encontrar una explicación en detalle de cómo utilizar el ejercicio para mejorar los niveles de azúcar de manera natural.

3. La dieta y la diabetes

Nuestra dieta moderna es simplemente demasiado alta en calorías. Se estima que en Estados Unidos la industria de alimentos produce más de 3.000 calorías por persona al día, sin embargo, la persona promedio sólo necesita entre 2.000 a 2.200 calorías al día. ¿Qué sucede con esas calorías extra producidas por la industria alimenticia? El restante de estas calorías constituye un tremendo superávit, el cual la industria de alimentos trata desesperadamente de vender a los consumidores. Esta es la razón por la cual los comerciales de alimentos procesados siempre están tratando de convencernos de que "necesitamos" probar este o el otro nuevo producto, ya sea porque es más "natural" o conveniente, sabroso, nuevo, irresistible, etc.

Los alimentos comerciales procesados tienden a ser casi siempre muy altos en calorías y muy bajos en nutrientes. Al ser bajos en nutrientes, el cuerpo humano simplemente no recibe suficientes vitaminas, minerales, antioxidantes y fitoquímicos (compuestos nutritivos que se encuentran sólo en las plantas). Los alimentos procesados tal vez llenen el estómago y provean un exceso de calorías pero no satisfacen las necesidades nutricionales del cuerpo. Entonces, lo que pasa cuando comemos una dieta basada en estos alimentos, es que el cuerpo siempre está "pidiendo más". Esto podría llevar incluso a la ansiedad por comer. Una persona que consume alimentos procesados de manera regular vuelve a sentir que necesita comer después de sólo unas pocas horas. Así es muy fácil llegar a comer en exceso, y por consiguiente al sobrepeso, que podría llevar eventualmente a las enfermedades crónicas tales como la diabetes.

También, los alimentos procesados modernos son muy deficientes en fibra. La fibra en los alimentos cumple muchas funciones en la digestión del ser humano. En primer lugar, provee volumen, lo cual nos ayuda a sentirnos más satisfechos. También nos ayuda a tener una buena digestión y prevenir el estreñimiento. Una de las funciones más importantes de la fibra es que ayuda a que la glucosa de los alimentos que comemos se absorba más lentamente. En vez de que el azúcar en la sangre suba de manera rápida, como sucede después de una comida alta en carbohidratos refinados y azúcar, los niveles de glucosa aumentan y disminuyen gradualmente después de una comida alta en fibra[5], como se puede apreciar en la gráfica de la figura 1. Lo otro que podemos ver en la gráfica es que después de varias horas de haber consumido una comida baja en fibra, el nivel de glucosa en la sangre está **más bajo** que antes de comer, lo que podría llevar a la hipoglicemia. Es decir, con una dieta baja en fibra se producen cambios más bruscos en los niveles de glucosa mientras que con una dieta alta en fibra los cambios son más graduales y los niveles son más estables.

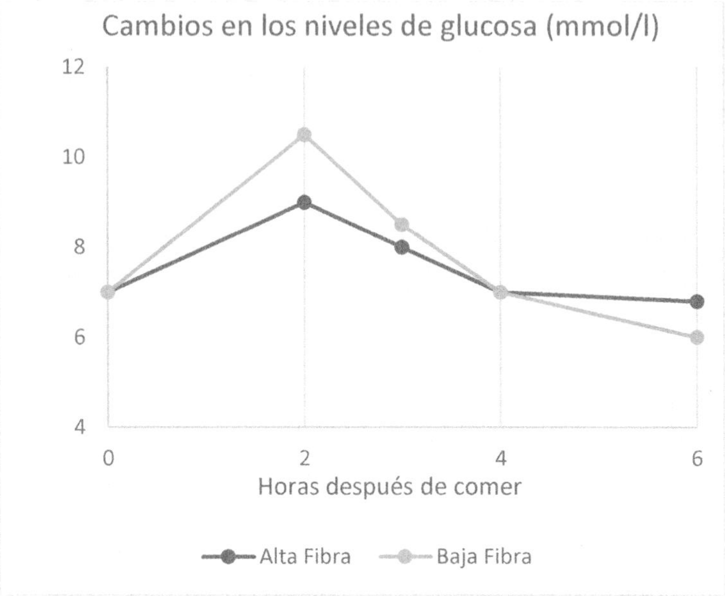

Figura 1. Fuente: Natale, C. De, et al. "Effects of a Plant-Based High-Carbohydrate/High-Fiber Diet Versus High-Monounsaturated Fat/Low-Carbohydrate Diet on Postprandial Lipids in Type 2 Diabetic Patients." Diabetes Care, 2009, 2168–2173.

De la misma manera, los niveles de insulina también pueden variar de manera más exagerada cuando consumimos una dieta baja en fibra, como se puede observar en la figura 2. Lo que podemos notar es que al producir niveles más altos de glucosa, la dieta baja en fibra también resulta en una sobreproducción de insulina para poder reducir ese exceso de glucosa. Contrario al mito popular, las personas con resistencia a la insulina y diabetes generalmente *tienen niveles de insulina más altos de lo normal, no más bajos,* por lo menos al principio. Si esta alteración en la producción de insulina se mantiene por un tiempo prolongado (años o décadas) podría llevar a un eventual agotamiento del páncreas, insuficiente producción de insulina, y el empeoramiento de la diabetes.

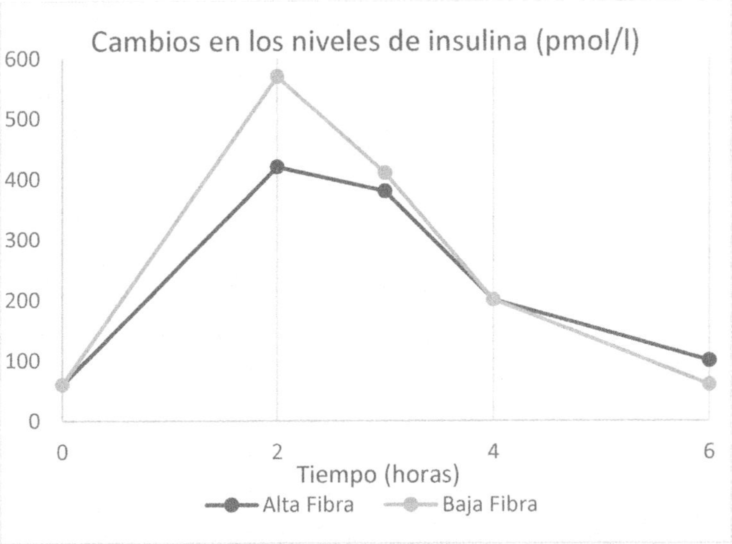

Figura 2. Fuente: Natale, C. De, et al. "Effects of a Plant-Based High-Carbohydrate/High-Fiber Diet Versus High-Monounsaturated Fat/Low-Carbohydrate Diet on Postprandial Lipids in Type 2 Diabetic Patients." Diabetes Care, 2009, 2168–2173.

El otro problema en la dieta moderna es el exceso de grasas. Como vimos en el primer capítulo, se ha comprobado que una dieta alta en grasa aumenta la resistencia a la insulina. Al consumir una dieta alta en grasa, aumentan los niveles de ácidos grados libres que circulan en la sangre, como también la grasa dentro de las células musculares. Esta grasa se llama "lípidos intramiocelulares" y es la que bloquea la acción de la insulina.

Otra de las razones por la cual consumir mucha grasa es dañino es porque se ha comprobado que una dieta alta en grasa reduce la cantidad de mitocondrias en las células[6]. Las mitocondrias son como unos pequeños "hornos" donde se quema la grasa, como también los carbohidratos y los aminoácidos, para producir energía. Cuando hay un exceso de grasas y las grasas no se queman apropiadamente en los "hornos", estas grasas interfieren con el proceso de señalización intracelular de la insulina[7] (es decir los mensajes que la célula le envía a la insulina), y lleva a que las células no respondan adecuadamente a la acción de la insulina[8]. Como se mencionó en el capítulo 1, esta falta de respuesta a la insulina, o *resistencia a la insulina*, es lo que eventualmente lleva al desarrollo de la prediabetes y a la diabetes tipo 2.

Como puedes ver, la grasa interfiere de muchas maneras en las células de nuestro cuerpo, las que a veces son difíciles de explicar, pero el punto principal es que el exceso de grasa en el cuerpo (sobrepeso) o en la dieta (comida chatarra o alimentos altos en grasa) puede llevar a la *resistencia a la insulina*, y esta resistencia la **raíz** del problema de la diabetes y la pre-diabetes. Por consiguiente, llevar una dieta baja en grasas, alta en fibra y reducir el sobrepeso son excelentes técnicas para evitar la diabetes.

---

4. El papel de la genética

Muchas personas que han consultado conmigo por razones de salud me han dicho algo parecido a esto: "Mi diabetes es hereditaria. Yo tengo diabetes porque mis padres tienen diabetes, como también mis abuelos, mis tíos, etc., así que a mí también me tenía que dar diabetes". ¿Qué piensas acerca de esto? ¿Será que las personas con familiares diabéticos están condenadas a tener diabetes también?

Sin duda, la genética juega un papel importante en el desarrollo de la diabetes, pero no tan importante como mucha gente piensa. Una persona que tiene una predisposición genética a la diabetes puede definitivamente tener un riesgo más alto de desarrollar la enfermedad, pero esto no significa que la diabetes sea inevitable o que esta persona esté prácticamente condenada a desarrollar diabetes en su vida. Simplemente significa que esta persona necesita cuidarse aún más, comiendo la dieta adecuada y haciendo ejercicio regularmente.

Por lo tanto, si tú tienes familiares con diabetes tipo 2, especialmente familiares directos, como padres o hermanos con diabetes, no te preocupes. A pesar de que las predisposiciones genéticas no se pueden cambiar, si sigues los consejos de alimentación y ejercicio que vienen en este libro, puedes cortar esa cadena genética y evitar o revertir tu diabetes. De esta manera, podrás vivir una vida saludable por muchos años.

---

5. Origen étnico

Así como con la genética, una persona puede tener más alto riesgo de desarrollar diabetes si pertenece ciertos grupos étnicos considerados de alto riesgo, como por ejemplo los hispanos o latinos, afroamericanos, asiáticos, indios americanos, etc. De hecho, en el año 2006, los expertos reunidos en una conferencia de diabetes en Australia advirtieron que muchas poblaciones indígenas en el mundo podrían enfrentar la extinción si no se hace algo acerca de la epidemia de la diabetes[9]. En muchas comunidades indígenas, alrededor la mitad de los adultos mayores de 35 años están afectados con diabetes tipo 2. Un ejemplo de esta alarmante situación es la tribu de indios Pima en Estados Unidos[10], quienes padecen una de las tasas más altas de diabetes en el mundo (alrededor de 50% de los adultos han sido diagnosticados con diabetes).

La razón principal por la que tantas razas indígenas están en gran peligro a causa de la diabetes es porque han experimentado una transición muy rápida a un estilo de vida sedentario y una dieta al estilo occidental.

En California, Estados Unidos, se declaró que la diabetes es una "epidemia" entre los hispanos que viven en este estado. El porcentaje de hispanos diagnosticados de diabetes es el doble que los anglosajones en California: 13% de los adultos hispanos mayores de 20 años tienen diabetes, comparado con un 7.6 % entre las personas no hispanas de raza blanca[11]. Lamentablemente, los hispanos en California también tienen tres veces más probabilidades de no tener seguro médico comparado con los anglosajones, por lo cual el control de la diabetes puede ser mucho más difícil para ellos por falta de acceso a cuidado médico.

Pero, al igual que con la genética, el hecho que una persona pertenezca a un grupo étnico de alto riesgo no significa que la diabetes sea inevitable. Más bien significa que estas personas se deben cuidar todavía más y seguir más fielmente los consejos que serán ampliamente explicados más adelante en este libro.

Puntos para recordar

- ✓ El sobrepeso y la obesidad son una de las principales causas de la ***resistencia a la insulina***, debido a que la grasa hace que la insulina sea menos efectiva en llevar la glucosa hacia el interior de las células.
- ✓ Aunque una persona tenga peso "normal", si tiene demasiada grasa en su cuerpo y muy poca masa muscular, esa persona no está saludable, y puede desarrollar enfermedades como la diabetes.
- ✓ El ejercicio le permite al cuerpo, específicamente a cada célula del cuerpo, quemar las reservas de energía, lo cual hace a la persona más "sensible" a la insulina, ya que necesita recupera la energía que gastó.
- ✓ Los alimentos procesados tal vez llenen el estómago y provean un exceso de calorías, pero no satisfacen las necesidades nutricionales del cuerpo.
- ✓ Los alimentos procesados modernos son muy deficientes en fibra, la cual ayuda a que la glucosa de los alimentos que comemos se absorba más lentamente.
- ✓ Al consumir una dieta alta en grasa, aumentan los niveles de ácidos grados libres que circulan en la

sangre, como también la grasa dentro de las células musculares. Esta grasa bloquea la acción de la insulina.

- ✓ Una persona que tiene una predisposición genética a la diabetes puede tener un riesgo más alto de desarrollar la enfermedad, pero esto no significa que la diabetes sea inevitable. Significa que esta persona necesita cuidarse aún más.
- ✓ Una persona puede tener más alto riesgo de desarrollar diabetes si pertenece ciertos grupos étnicos considerados de alto riesgo, como por ejemplo los hispanos o latinos, afroamericanos, asiáticos, indios americanos, etc. Estas personas también se deben cuidar más y seguir más fielmente los consejos en este libro.

Referencias

1. Durruty, P., & Garcia de los Rios, M. (2001). Glucotoxicidad y lipotoxicidad: Factores en la patogénesis y evolución de la diabetes tipo 2. *Revista Médica De Chile, 129*(6). Extraído el 7 de noviembre de 2014 de: http://www.scielo.cl/scielo.php?pid=S003498872001000600013&script=sci_arttext

2. Yu, C, et al. (2002). Mechanism by Which Fatty Acids Inhibit Insulin Activation of Insulin Receptor Substrate-1 (IRS-1)-associated Phosphatidylinositol 3-Kinase Activity in Muscle.*Journal of Biological Chemistry, 277*, 50230-50236.

3. Yang, Q., Graham, T., Mody, N., Preitner, F., Peroni, O., Zabolotny, J., ... Kahn, B. (2005). Serum retinol binding protein 4 contributes to insulin resistance in obesity and type 2 diabetes. *Nature, 436*(7049), 356-362.

4. Fuhrman, J. (2013). *The End of Diabetes* (p. 29-30). New York: HarperCollins.

5. Maldonado, M., Otiniano, M., Lee, R., Rodriguez, L., & Balasubramanyam, A. (2003). Ethnic Differences in β-Cell Functional Reserve and Clinical Features in Patients With Ketosis-Prone Diabetes. *Diabetes Care, 26*(8), 2469-2469.'

6. L.M. Sparks, et al. "A High-Fat Diet Coordinately Downregulates Genes Required for Mitochondrial Oxidative Phosphorylation in Skeletal Muscle." *Diabetes* 54 (2005): 1926-33.

7. K.F. Petersen et al., "Impaired Mitochondrial Activity in the Insulin-Resistant Offspring of Patients with Diabetes Type 2," *New England Journal of Medicine* 350 (2004): 664-71.

8. Kuhlmann, J., Neumann-Haefelin, C., Belz, U., Kalisch, J., Juretschke, H., Stein, M., . . . Herling, A. (2003). Intramyocellular Lipid and Insulin Resistance: A Longitudinal In Vivo 1H-Spectroscopic Study in Zucker Diabetic Fatty Rats. *Diabetes, 52*(1), 138-144.

9. Pandaram, Jamie. Diabetes threatens Aborigine extinction. The Sydney Morning Herald, Noviembre 14, 2006. Obtenido de: http://www.smh.com.au/news/national/diabetes-threatens-aborigine-extinction/2006/11/14/1163266531107.html

10. Departamento de información pública de las Naciones Unidas. "State of the world's indigenous peoples". Enero 14, 2010. Obtenido de: http://www.un.org/esa/socdev/unpfii/documents/SOWIP_Press_package.pdf

11. CDC, Informe Nacional de Estadísticas de la Diabetes, 2014. Obtenido de http://www.cdc.gov/diabetes/spanish/pdfs/informenacionalestad%C3%ADsticasdiabetes2014.pdf

CAPÍTULO 3

Efectos de la diabetes

Desafortunadamente la diabetes puede tener serias consecuencias en nuestro organismo. Debido a que la sangre viaja a través de todo el cuerpo, el daño por tener altos niveles de glucosa ocurre también en todo el cuerpo. Por esto, aun con un control de la diabetes que se considera "adecuado" (por medio del uso de medicamentos e insulina, por ejemplo), si la persona sigue siendo diabética, la enfermedad continuará acelerando el envejecimiento de su cuerpo y acortará su vida. Lamentablemente la diabetes va desgastando los nervios y el sistema inmune, entre otras cosas, y lo peor es que ahora sabemos que incluso un tratamiento médico de la diabetes considerado "agresivo" o "intensivo", usando altas dosis de medicamentos e insulina, causa más daño en los pacientes que beneficios[1-3] (ve la sección más adelante titulada "Efecto de los medicamentos para la diabetes").

El daño que sufre el cuerpo por causa de altos niveles de glucosa sucede primero en los capilares más pequeños que se encuentran en las puntas de los dedos de los pies y las manos, los riñones, y la retina de los ojos. Sin embargo, también pueden ocurrir serios daños en los vasos sanguíneos mayores y en todo sistema cardiovascular. De hecho, los diabéticos tienen 400% más posibilidades de insuficiencia cardiaca que un no diabético. Simplemente tener pre-diabetes ya aumenta el riesgo de insuficiencia cardíaca en 50%[4]. Los diabéticos también tienen un riesgo mucho más alto de un ataque cerebral (embolia cerebral o derrame cerebral). Las tristes estadísticas nos dicen que más de 68% de los diabéticos mayores de 65 años mueren de enfermedad cardíaca y 16% de un ataque cerebral[5].

El daño en los nervios de los pies y las manos hace que los diabéticos tengan menos sensibilidad en sus extremidades. Por eso se recomienda que las personas con diabetes no caminen descalzas (ya que pueden pisar un vidrio, clavo, etc., sin darse cuenta), que no usen zapatos muy apretados (que les pueden causar llagas en los pies sin que se den cuenta), y que si se dan un baño de tina que alguien más mida la temperatura del agua (ya que puede que la temperatura esté muy alta sin que ellos se den cuenta).

La *insuficiencia renal* es otro gran riesgo que tienen los diabéticos. La causa principal de diálisis en Estados Unidos es insuficiencia renal como consecuencia de la diabetes. Las personas con insuficiencia renal están en riesgo de sufrir un gran deterioro en su calidad de vida. Cuando llegan al punto de requerir diálisis, el daño en sus riñones es irreversible y lamentablemente la única manera de evitar recibir diálisis es por medio de un trasplante renal.

Además, los problemas de la vista son bastante comunes entre los diabéticos. De hecho, la diabetes es una de las mayores causas de pérdida de visión o ceguera en los adultos de Estados Unidos[6]. Algunas personas ni siquiera se dan cuenta de que tienen diabetes hasta que tienen algún problema a la visión. Durante mis años de trabajar en una clínica comunitaria en Watsonville, California, tuve la oportunidad de hablar con varios pacientes que no sabían que tenían diabetes hasta que fueron a ver al oculista, quien les detectó daño en la retina a causa de la diabetes. Afortunadamente, si este problema en la retina se detecta temprano, el daño podría ser reversible. Si tienes diabetes o pre-diabetes, no olvides hacerte un examen a la vista cada año.

Una de las complicaciones más alarmantes que los diabéticos enfrentan es el riesgo de *amputación*. Debido al hecho de que los diabéticos tienen un sistema inmune más débil[7], tienen más riesgo de que cualquier cortada o llaga desarrolle una infección comparado con una persona que tiene niveles normales de azúcar, y también que sus heridas o cortadas no sanen adecuadamente. Si la infección no es atendida o si no se sana apropiadamente, podría avanzar a la peligrosa condición conocida como gangrena, en la cual ocurre muerte de los tejidos que no están siendo irrigados apropiadamente por la corriente sanguínea (lo cual también se conoce como necrosis). Lamentablemente, esta situación podría llegar al punto en que sea necesaria la amputación de alguna extremidad. También debido a que los diabéticos tienen un sistema inmune más débil, los resfríos y gripes pueden durar más tiempo, al igual que las infecciones respiratorias serias, como neumonía y pulmonía.

La diabetes también ha sido vinculada con un aumento en el riesgo de *cáncer*, incluyendo un 30% de aumento en el riesgo de cáncer del recto y el colon en tanto hombres como mujeres[8]. Esto no es tan sorprendente si recordamos que los mismos factores de riesgo del desarrollo de la diabetes (una dieta inapropiada, falta de ejercicio y obesidad) también han sido vinculados con un aumento en el riesgo de cáncer al colon[9,10].

Efectos de los medicamentos para la diabetes

Al contrario de lo que muchos diabéticos podrían pensar, el uso de medicamentos o insulina para la diabetes NO mejora la diabetes, y en muchos casos, la podría hacer peor. Muchas de estas medicinas estresan aún más el agotado páncreas de un diabético. Algunas de estas medicinas, incluyendo la insulina que muchos diabéticos terminan usando, causan aumento de peso, lo cual resulta en que el diabético necesite cada vez más medicinas y dosis más altas de ellas, empeorando sus síntomas y haciendo que a la larga el paciente que las toma sea aún más diabético.

Como mencioné brevemente en el capítulo 1, el uso de insulina para controlar la glucosa promueve la formación de placa arterial y aumenta el riego de enfermedades cardíacas[11]. De hecho, algunos estudios han encontrado un aumento de hasta un 30% en el riesgo de ataques de corazón y muerte en pacientes tratados con insulina, comparados con pacientes tratados solamente con metformina[12]. La metformina no fuerza al páncreas a liberar más insulina como otras medicinas, sino que hace a las células más sensibles a la insulina. Tampoco causa que los niveles de azúcar disminuyan demasiado (hipoglicemia), ni causa aumento de peso. Por lo tanto, a pesar de que como todo medicamento la metformina también tiene efectos secundarios, de todos los medicamentos para la diabetes, hasta ahora la metformina parece ser el menos riesgoso, aunque menos efectivo para reducir la incidencia de diabetes que cambios en el estilo de vida[13].

Otro aspecto que hay que considerar es el aumento del riesgo de cáncer en diabéticos que podría estar vinculado al uso de insulina. Varios análisis de este vínculo han revelado un aumento de 30% en el riesgo de cáncer colorectal, 20% en el riesgo de cáncer al pecho y 82% de aumento en el cáncer al páncreas (aunque en algunos de estos casos se piensa que el cáncer al páncreas fue posiblemente la causa de la diabetes)[14]. Algunos medicamentos para la diabetes (insulina y tiazolidinedionas) también podrían elevar el riesgo de edema macular en los ojos, y se ha demostrado que las sulfonilureas en particular podrían aumentar el riesgo de ataques al corazón y mortalidad por todas las causas[15]. Si tienes alguna duda acerca de medicamentos que estás tomando, consulta con tu doctor para saber si estos medicamentos son del tipo mencionado, y cómo podrías reducir tu riesgo.

Considerando todos estos factores, es de gran beneficio para las personas diabéticas tratar de reducir o eliminar el uso de medicamentos o insulina, y en el caso de diabetes tipo 1, usar sólo la cantidad de insulina mínimamente necesaria (o la cantidad *fisiológica*). En el caso de la diabetes tipo 2 es mejor "pecar de precavido" y utilizar menos medicamentos de lo necesario, ya que usar más de lo necesario podría llevar a serias complicaciones e incluso la muerte prematura.

Algunos estudios han indicado que pacientes que son tratados "agresivamente" con medicamentos para reducir no solamente la glucosa, sino también el colesterol o la presión arterial, tienen aún más riesgo de morir que pacientes que son tratados con menos medicamentos. En el año 2008 el estudio ACCORD del Instituto Nacional del Corazón, Pulmones y Sangre en Estados Unidos (NHLBI por sus siglas en inglés) tuvo que detener una parte de un estudio de alrededor de 10.000 personas en el cual se estaba tratando a un grupo de pacientes diabéticos con alto riesgo de enfermedades cardíacas de manera más agresiva (con más medicamentos) para reducir sus niveles de hemoglobina A1c a menos del 6%. Sin embargo, estos pacientes tuvieron más riesgo de muerte que los pacientes tratados con menos medicamentos[16].

La mayoría de los diabéticos no sólo no se benefician a largo plazo con este tipo de tratamiento basado en medicamentos, sino que el uso de medicamentos les puede dar una seguridad falsa y podría disminuir su motivación para hacer los cambios de estilo de vida que realmente les ayudarían a superar la diabetes. Lamentablemente, el tratamiento médico convencional es recetar medicamentos para cada condición en vez de darle más énfasis a tratamientos que solucionen la raíz del problema con una dieta adecuada y ejercicio físico. Para un diabético, controlar su glucosa con medicamentos le podría dar la falsa impresión de que "todo está bien" y de que está saludable, cuando en realidad sus órganos y su corazón se siguen dañando. El énfasis de los medicamentos es en controlar los síntomas (alta glucosa, alto colesterol, alta presión, etc.) en vez de motivar a hacer un cambio de estilo de vida completo, lo cual es absolutamente esencial para revertir estas condiciones y llegar a estar realmente saludable. Al controlar su condición con medicamentos, los pacientes podrían evitar la responsabilidad por su propia salud, y su motivación para hacer los cambios necesarios para recuperar su salud puede ser mucho menor. Esta es la razón por la cual la mayoría continúa consumiendo una dieta perjudicial y continúa con el estilo de vida que los llevó a la enfermedad en primer lugar.

En otras palabras, en el caso de la mayoría de las personas con pre-diabetes y diabetes tipo 2 sería mejor no comenzar a tomar medicamentos para la diabetes y dedicarse más bien a controlar su diabetes por medio de un cambio de dieta y hacer ejercicio. Esto les ahorraría años de empeoramiento de su salud, gastos médicos innecesarios, días de trabajo perdidos, pérdida de energía, complicaciones de la diabetes, etc.

Lamentablemente, los medicamentos y la insulina son el tratamiento que se administra automáticamente en casos de diabetes, ya que se considera que es demasiado difícil hacer que las personas cambien su dieta o que bajen de peso. Es más fácil darles una píldora o pastilla, a pesar de que esto no hará que ellos superen su diabetes. La razón principal por la que se considera tan difícil hacer que los pacientes bajen de peso es porque las dietas convencionales simplemente ***no funcionan***. La gran mayoría (algunos estudios han mostrado que más del 90%[17]) de las personas que bajan de peso siguiendo dietas convencionales lo vuelven a subir, y generalmente la mayor parte de los profesionales de la salud no tienen ni el tiempo ni el entrenamiento necesario para ayudar a sus pacientes a perder peso de manera permanente. Muchas de las dietas para bajar de peso están basadas en el control de calorías o comer porciones más pequeñas, pero consisten en alimentos que son nutricionalmente deficientes, lo cual hace que la persona tenga que luchar contra la sensación de hambre e incluso la adicción a estos alimentos altos en toxinas y bajos en nutrición. Todo esto prácticamente garantiza su fracaso.

No solamente bajar de peso es importante, sino también seguir un tipo de alimentación que restaure la función apropiada del páncreas, reduzca la resistencia a la insulina y prevenga todas las complicaciones de la diabetes, además de enfermedades como el cáncer y las enfermedades cardiovasculares. La mejor medicina para los diabéticos y pre-diabéticos es una dieta nutricionalmente apropiada, alta en nutrientes importantes para el cuerpo, baja en alimentos procesados y grasas dañinas, combinada con ejercicio. Esta combinación es la que disminuye la inflamación y ayuda al cuerpo a activar los mecanismos de auto-reparación que son obstaculizados con la dieta convencional y el estilo de vida sedentario que son tan comunes en la actualidad.

Desgraciadamente, la nutrición muchas veces se considera como una "terapia alternativa" y se subestima su potencial para revertir enfermedades como la diabetes. Esto es muy lamentable, ya que en realidad la nutrición debería formar parte integral de la manera en que se practica la medicina hoy en día, considerando que la mayoría de las enfermedades actuales están íntimamente relacionadas con lo que comemos.

Incluso muchos naturistas o profesionales de medicina natural tienen la misma mentalidad que los que practican la medicina convencional, ya que en vez de llegar a la raíz del problema (la dieta), usan hierbas o "remedios naturales" para aliviar los síntomas de las enfermedades que están claramente vinculadas con la nutrición, y por lo tanto, el beneficio de estas "terapias naturales" es limitado. Algunos remedios (ya sean naturales o convencionales) pueden cambiar o aliviar los síntomas de la persona enferma, pero no revierten la enfermedad. Las enfermedades causadas por la nutrición requieren un tratamiento basado en la nutrición como tratamiento de primera línea, no necesariamente más drogas ni suplementos.

Sin embargo, no existen muchos incentivos económicos para practicar la medicina de esta manera. En muchos países, el sistema de salud no está orientado a proveer ganancias cuando los pacientes se curan, ya que se le da más valor a los tratamientos que a los resultados. Tristemente, a pesar de las buenas intenciones que muchos profesionales de la salud puedan tener, el sistema en el que estudian y trabajan está diseñado para tratar los síntomas de las enfermedades crónicas, en vez de llegar a la raíz del problema y así producir verdadera salud.

Por último, el otro problema es que aún hay mucha confusión acerca de qué dieta y qué estilo de vida específicamente son mejores para la salud. La falta de efectividad de muchas dietas y tratamientos naturales aumenta el escepticismo de muchos profesionales de la salud y les da más razón para defender la medicina convencional como la única alternativa confiable.

Las buenas noticias es que el control de la diabetes **es relativamente simple**, aunque, claro, *no es necesariamente fácil*. El tratamiento nutricional para personas con pre-diabetes, diabetes tipo 2 y diabetes gestacional puede llevar a reducir o eliminar completamente los medicamentos, incluyendo en muchos casos la insulina. En personas con diabetes tipo 1, puede llevar a reducir el uso de insulina al mínimo. En el resto de este libro voy a presentar las **dos claves principales** para el tratamiento de la diabetes. Estas dos claves están relacionadas con el estilo de vida de la persona. Cambiar nuestra dieta y nuestros hábitos de ejercicio implica cambiar nuestro comportamiento, lo cual puede ser muy difícil de hacer. Pero cuando una persona tiene suficiente motivación, la información correcta, y una guía adecuada, puede definitivamente mejorar su salud hasta el punto (en muchos casos) de reducir sus niveles de glucosa a los de un no-diabético.

Puntos para recordar

- ✓ La diabetes daña los capilares más pequeños que se encuentran en los nervios de las puntas de los dedos de los pies y las manos, los riñones, y la retina de los ojos como también los vasos sanguíneos mayores y todo el sistema cardiovascular.
- ✓ La gran mayoría de los diabéticos mueren de enfermedad cardíaca o de un ataque cerebral.
- ✓ La causa principal de diálisis en Estados Unidos es insuficiencia renal como consecuencia de la diabetes.
- ✓ La diabetes es una de las mayores causas de pérdida de visión o ceguera en los adultos de Estados Unidos.
- ✓ Debido al hecho de que los diabéticos tienen un sistema inmune más débil, tienen más riesgo de que cualquier cortada o llaga desarrolle una infección.

- ✓ También debido a que los diabéticos tienen un sistema inmune más débil, los resfríos y gripes pueden durar más tiempo, al igual que las infecciones respiratorias serias, como neumonía y pulmonía.
- ✓ La diabetes también ha sido vinculada con un aumento en el riesgo de cáncer.
- ✓ El uso de medicamentos o insulina para la diabetes NO mejora la diabetes, y en muchos casos, la podría hacer peor.
- ✓ Algunas medicinas para la diabetes, incluyendo la insulina, causan aumento de peso, lo cual resulta en que el diabético necesite cada vez más medicinas y que su diabetes empeore.
- ✓ El uso de insulina para controlar la glucosa promueve la formación de placa arterial y aumenta el riego de enfermedades cardíacas. El uso de insulina también podría aumentar el riesgo de cáncer.
- ✓ De todos los medicamentos para la diabetes, hasta ahora la metformina parece ser el menos riesgoso.
- ✓ El uso de medicamentos puede dar una seguridad falsa y podría disminuir la motivación de una persona para hacer los cambios de estilo de vida que realmente le ayudaría a superar la diabetes.
- ✓ La mejor medicina para los diabéticos y prediabéticos es una dieta nutricionalmente apropiada, alta en nutrientes importantes para el cuerpo, baja en alimentos procesados y grasas dañinas, combinada con ejercicio.

Referencias

1. Gerstein HC, Miller ME, Byington RP, Goff DC Jr, Bigger JT, Buse JB, Cushman WC, Genuth S, Ismail-Beigi F, Grimm RH Jr, Probstfield JL, Simons-Morton DG, Friedewald WT. (2008) Effects of intensive glucose lowering in type 2 diabetes. *N Engl J Med*;358(24):2545-59

2. Patel A, MacMahon S, Chalmers J, Neal B, Billot L, Woodward M, Marre M, Cooper M, Glasziou P, Grobbee D, Hamet P, Harrap S, Heller S, Liu L, Mancia G, Mogensen CE, Pan C, Poulter N, Rodgers A, Williams B, Bompoint S, de Galan BE, Joshi R, Travert F. (2008). Intensive blood glucose control and vascular outcomes in patients with type 2 diabetes. *N Engl J Med*;358(24):2560-72.

3. Duckworth W, Abraira C, Moritz T, Reda D, Emanuele N, Reaven PD, Zieve FJ, Marks J, Davis SN, Hayward R, Warren SR, Goldman S, McCarren M, Vitek ME, Henderson WG, Huang GD, (2009) Glucose Control and Vascular Complications in Veterans with Type 2 Diabetes. *N Engl J Med.*;360(2):129-39.`

4. Thrainsdottir, I., Aspelund, T., Thorgeirsson, G., Gudnason, V., Hardarson, T., Malmberg, K., . . . Ryden, L. (2005). The Association Between Glucose Abnormalities and Heart Failure in the Population-Based Reykjavik Study. *Diabetes Care, 28*(3), 612-616. doi:10.2337/diacare.28.3.612

5. Heart Disease and Stroke Statistics 2013 Update: A Report From the American Heart Association, 2013. Circulation: Journal of the American Heart Association, e89.

6. The Burden of Vision Loss. (2009, September 25). Retrieved September 06, 2017, from
https://www.cdc.gov/visionhealth/basic_information/vision_loss_burden.htm

7. Geerlings, S., & Hoepelman, A. (1999). Immune dysfunction in patients with diabetes mellitus (DM). *FEMS Immunology & Medical Microbiology, 26*(3-4), 259-265. doi:10.1111/j.1574-695X.1999.tb01397.x

8. Larsson SC, Orsini N, Wolk A. (2005). Diabetes mellitus and risk of colorectal cancer: a meta-analsys. *J Natl Cancer Inst*; 97(22); 1679-87

9. *Colon cancer.* (2017, August 19). Retrieved September 06, 2017, from http://www.mayoclinic.org/diseases-conditions/colon-cancer/symptoms-causes/dxc-20188239

10. *Diet, Nutrition, Physical Activity and Colorectal Cancer* (Rep.). (n.d.). Retrieved September 8, 2017, from American Institute for Cancer Research website: http://www.aicr.org/continuous-update-project/reports/colorectal-cancer-2017-report.pdf

11. Boyne, M., & Saudek, C. (1999). Effect of Insulin Therapy on Macrovascular Risk Factors in Type 2 Diabetes. *Diabetes Care, 22*(Supplement 3). Obtenido el 5 de noviembre, 2014, de: http://journal.diabetes.org/diabetescare/FullText/Supplements/DiabetesCare/supplement399/c45.asp

12. Zoler, M. (2001). Insulin May Boost Cardiovascular Risk in Type 2 Diabetes Patients.*Family Practice News, 31*(10), 6-6.

13. Reduction in the Incidence of Type 2 Diabetes with Lifestyle Intervention or Metformin. (2002). *New England Journal of Medicine*, 346(6), 393-403. doi:10.1056/nejmoa012512

14. Pollak, M., & Russell-Jones, D. (2010). Insulin Analogues and Cancer Risk: Cause for Concern or Cause Célèbre? *International Journal of Clinical Practice, 65*(10), 628-636. Retrieved November 6, 2014, from http://www.medscape.com/viewarticle/719405_2

15. Fuhrman, J. (2013). *The End of Diabetes* (p. 32-33). New York: HarperCollins.

16. Hughes, S. (2008, February 6). Intensive-Glycemic-Control Arm of ACCORD Stopped. Retrieved November 10, 2014, from: http://www.medscape.com/viewarticle/569835

17. Sarlio-Lähteenkorva, S., Rissanen, A., & Kaprio, J. (2000). A descriptive study of weight loss maintenance: 6 and 15 year follow-up of initially overweight adults. *International Journal of Obesity*, 24(1), 116-125. doi:10.1038/sj.ijo.0801094

Parte 2

El plan de 6 pasos para revertir la diabetes

CAPÍTULO 4

Paso #1: La dieta anti-diabetes

Como mencioné en el capítulo anterior, no todo es malas noticias para un diabético. Contrario a lo que era la creencia convencional acerca de la diabetes hasta hace muy poco, la diabetes tipo 2 *sí se puede revertir*. Varios estudios han mostrado que con un programa intensivo de dieta y ejercicio, las personas que tienen diabetes tipo 2 pueden revertir su condición, y sus niveles de glucosa pueden llegar a estar normales sin el uso de medicamentos.[1,2] De acuerdo con los resultados de estos estudios, si una persona pierde sólo entre el 5% al 10% de su peso puede comenzar a controlar más fácilmente sus niveles de glucosa. Pero esto no significa que con sólo bajar de peso la diabetes se va a mejorar por completo, o que otros aspectos de salud del individuo van a mejorar también.

Aunque prácticamente cualquier "dieta" restringida en calorías puede ayudar a una persona a bajar de peso, se ha comprobado que la dieta estándar moderna, alta en alimentos procesados, azúcar y alimentos de origen animal (aunque estos alimentos se consuman en cantidades "moderadas") causa diabetes en personas susceptibles y puede empeorar la salud.

La dieta estándar para controlar la diabetes, aunque un poco más saludable que la dieta convencional, tampoco produce una mejoría en la salud o un mejoramiento completo en caso de diabetes. Generalmente, la dieta recomendada para diabéticos sigue ciertas pautas establecidas por organizaciones como la Asociación Americana de la Diabetes en Estados Unidos, que consisten en limitar la cantidad de carbohidratos en cada comida, aumentar la cantidad de proteína y comer varias veces al día. El propósito es mantener los niveles de glucosa a un nivel más constante a través del día. Los estudios de investigación que se han hecho con este tipo de tratamiento para dietéticos han indicado que puede ayudar a reducir el nivel de hemoglobina A1c entre 0.5 % a 1 % (por ejemplo, una reducción del nivel de A1c desde 8.5% a un 7.5 %), aunque algunas personas muestran resultados mejores que otros[3]. Esta disminución no significa que la diabetes ha sido revertida, pero por lo menos los niveles de glucosa pueden estar mejor controlados.

Una de las dietas más populares para la diabetes, la dieta baja en carbohidratos y alta en proteína, podría dar resultados todavía *menos efectivos*, aunque muchos tienen el concepto equivocado que esta es la mejor dieta para los diabéticos. En un estudio llevado a cabo por investigadores en Nueva York se llegó a la conclusión que una dieta baja en carbohidratos no tuvo ningún efecto en los niveles de hemoglobina A1c después de un año de seguir esta dieta.[4]

Entonces, ¿qué tipo de dieta puede no sólo revertir la diabetes, sino también mejorar la salud en todo aspecto? La única dieta que se ha comprobado que puede no sólo *controlar* sino ***revertir*** la diabetes de una manera que mejore la salud en todo sentido de la palabra es el tipo de dieta que llega a la raíz del problema. El problema del que estamos hablando es la dieta convencional alta en grasas, azúcar, y alimentos refinados. La dieta que lo soluciona está basada mayormente en ***alimentos no procesados de origen vegetal*** (los detalles de esta alimentación se encuentran en la siguiente sección).

Existen varios programas en Estados Unidos que han podido lograr este increíble resultado y han tratado cientos, o incluso miles de pacientes de esta manera y con mucho éxito. Un ejemplo es el programa NEWSTART® del Instituto Weimar en California. El programa residencial de 18 días del Instituto Weimar está basado en una dieta de alimentos no procesados de origen vegetal y ejercicio diario. Bajo supervisión médica, la mayoría de los diabéticos que asisten a este programa pueden dejar de usar sus medicamentos para la diabetes, e incluso algunos pueden dejar de inyectarse insulina, durante los primeros días del programa. Generalmente la salud de estos pacientes mejora de manera dramática en sólo unas pocas semanas.

Un programa similar se lleva a cabo en el Centro de Estilo de Vida de América (Lifestyle Centers of America), en el estado de Oklahoma. Este programa se explica en detalle en un libro llamado *30 Day Diabetes Miracle* (o "Milagro de 30 días de la diabetes"), el cual lamentablemente sólo está disponible en inglés. El programa residencial y el libro también están basados en una dieta de alimentos no procesados de origen vegetal, junto con un programa regular de actividad física.

Un tercer ejemplo es el programa del doctor Neil Barnard para revertir la diabetes, el cual se encuentra en su libro *Dr. Neal Barnard's Program for Reversing Diabetes* (también disponible sólo en inglés). El doctor Barnard ha publicado los exitosos resultados de sus estudios para revertir la diabetes en prestigiosas revistas médicas de Estados Unidos.

Todos estos programas varían sólo levemente y consisten básicamente en la misma estrategia. La dieta de ***alimentos no procesados de origen vegetal*** es el fundamento básico de todos los programas que revierten la diabetes y mejoran la salud al mismo tiempo. El ejercicio diario es el otro componente crucial.

Mi experiencia con la diabetes

Durante un viaje a Honduras hace algunos años atrás, tuve la oportunidad de colaborar con un doctor médico que trabajó por varios años para el instituto Weimar. Durante nuestra estadía en Honduras, presentamos un programa para revertir la diabetes que duró seis días. El doctor dio charlas acerca de cómo revertir la diabetes y habló de los aspectos médicos de la diabetes, mientras que yo tuve la oportunidad de traducir estas charlas para los participantes como también hablar acerca del aspecto nutricional de esta enfermedad.

Aunque el método que enseñamos en Honduras es simple y fácil de entender, puede representar un cambio radical comparado con la dieta convencional y el estilo de vida que la mayoría de las personas está acostumbrada a llevar. Durante los seis días que duró el programa, enseñamos a los participantes a hacer ejercicio diario, incluyendo caminatas, estiramiento, y algunos ejercicios musculares. También les enseñamos a los participantes la importancia de consumir alimentos no procesados en su estado más natural y a evitar los alimentos procesados, incluyendo el uso de aceites. Servimos alimentos deliciosos cada día y les enseñamos cómo preparar estos alimentos.

El programa tuvo un gran éxito. Al final de sólo 6 días, la mayoría de los participantes experimentaron grandes mejorías en su salud, incluyendo disminución en niveles de glucosa, presión arterial y pérdida de peso. Aunque las comidas eran completamente libres de productos animales, los participantes las disfrutaron muchísimo y se fueron con deseos de seguir este tipo de alimentación en sus casas.

Además de esta experiencia en Honduras, también tuve la oportunidad de trabajar varios años en una clínica comunitaria atendiendo a pacientes diabéticos, donde me pude familiarizar más con la enfermedad y los desafíos que esta presenta. Después de esto, tuve la oportunidad de desarrollar un programa comunitario para revertir la diabetes, el cual era ofrecido en Watsonville, California, dos veces al año. Este programa consiste en seis sesiones semanales que incluyen charlas, discusiones de grupo, demostraciones de comida, apoyo social y motivación. En uno de estos programas uno de los participantes pudo reducir sus niveles de glucosa en ayunas con sólo 3 días de seguir el programa. Otro participante logró una reducción de sus niveles de glucosa en ayunas de 130 o más a menos de 100 en sólo dos a tres semanas de cambiar su método de alimentación (para más información de estos programas puedes entrar a mi página internet www.saludparahoy.com).

Por último, hace unos meses atrás una querida amiga me llamó muy preocupada por su esposo Rodrigo. Él estaba en el hospital con una infección muy fuerte en el pie que no le podían controlar. Los doctores estaban discutiendo cuánto del pie amputarle, si sólo algunos dedos, el pie entero, o el pie y parte de la pierna hasta la rodilla. Mi amiga Araceli sabía que yo tenía algo de experiencia con la diabetes y me pidió ayuda. Yo iba saliendo en un viaje, pero decidí imprimir el manuscrito de este libro para ella, aunque el libro aún no estaba completamente terminado, y se lo fui a dejar al hospital. Le dije que lo leyera, aplicara los principios explicados allí y que si tenía alguna pregunta me dejara saber. Ella lo hizo y también aplicó conocimientos que había adquirido de cómo mejorar la salud.

Rodrigo estuvo en el hospital por varias semanas, y se decidió que sólo le amputarían un dedo del pie, pero que tendría que volver en alrededor dos meses para otra amputación. Además del dedo del pie, le quitaron una buena cantidad de piel, tejidos y nervios que ya tenían gangrena, y él tuvo que ir varias veces por semana a que le curaran la herida, que era bastante grande.

A penas pudo, Araceli comenzó a aplicar los principios de cómo mejorar la diabetes, especialmente la dieta. Como ella dice, puso a Rodrigo en una dieta "bien estricta", que consistía en muchas verduras, frutas, alimentos integrales, frijoles, etc., pero nada de refrescos o jugos, y nada de alimentos refinados ni alimentos de origen animal. Cuando Rodrigo volvía para que le curaran la herida, las enfermeras se maravillaban de cómo su piel se estaba sanando y la herida se estaba cerrando mucho más rápido de lo esperado.

Dos semanas antes de la amputación que estaba programada, Rodrigo tenía una cita con su doctora para ver qué tanto había avanzado la infección, y qué tipo de amputación tendrían que hacerle. Cuando la doctora vio el progreso que Rodrigo había experimentado, y cómo la infección se había desaparecido, se quedó profundamente maravillada. Rodrigo ya no tenía gangrena y su pie se estaba sanando. La doctora decidió cancelar la amputación porque Rodrigo ya no la necesitaba. Incluso con el tiempo la doctora comenzó a animar a Rodrigo a que saliera a caminar para hacer ejercicio, ya que no sólo podía apoyar bien el pie en el suelo, sino que ya podía comenzar a usarlo normalmente. La transformación en la salud de Rodrigo fue simplemente sorprendente. La historia de Rodrigo ha sido de gran inspiración para muchos otros que también desean mejorar su salud y superar la diabetes.

Principios básicos de la dieta anti-diabetes

Como se mencionó en la primera sección de este capítulo, el fundamento básico para un tratamiento nutricional de la diabetes es una dieta basada en ***alimentos no procesados de origen vegetal***; pero ¿qué significa esto?

Estamos hablando principalmente de alimentos que provienen de **plantas** en vez de animales. Ejemplos son frutas, verduras, granos integrales, legumbres, nueces, semillas, etc. Pero también estamos hablando de alimentos que están en su estado más **natural**, sin pasar por el procesamiento o refinamiento al que son sometidos la gran mayoría de los alimentos que componen la alimentación convencional.

Debido a que este tipo de dieta es naturalmente baja en grasa, ayuda a reestablecer la sensibilidad a la insulina (en el primer capítulo se mencionó que la grasa en la dieta puede bloquear la acción de esta hormona). Esta dieta también puede ayudar a perder peso sin mucho esfuerzo, ya que es naturalmente baja no sólo en grasas sino también calorías. Ambos factores pueden llevar a ***revertir*** la *resistencia a la insulina*, que como recordarás, es la causa principal de la diabetes y la pre-diabetes. Esta dieta también es naturalmente alta en fibra, lo cual ayuda a estabilizar los niveles de glucosa a través del día, evitando así los altibajos comunes en la diabetes.

Aparte de este fundamento principal de la alimentación, hay varios principios que podemos seguir para alcanzar una alimentación balanceada, lo cual puede ayudar a reducir los niveles de glucosa, colesterol, presión arterial, etc.

El siguiente principio de alimentación para superar la diabetes es la importancia de llenar **la mitad del plato con algún tipo de vegetal o fruta**, como está ilustrado en la figura 3. *Esto es muy importante para* ***el balance correcto de los alimentos y nutrientes****, especialmente para una persona diabética.* Los vegetales y las frutas tienden a ser más bajos en densidad calórica (especialmente los vegetales), lo que ayuda a llenar el estómago con menos calorías, y aun así sentirse satisfecho. Además, los vegetales y las frutas contienen altas cantidades de fibra, la cual es uno de los factores en la dieta más importantes para poder revertir la diabetes. Por último, las frutas y verduras contienen altas cantidades de micronutrientes esenciales, es decir, vitaminas, minerales y fitoquímicos, que nuestro cuerpo necesita para funcionar apropiadamente y evitar enfermedades. Esta es la razón por la cual las frutas y verduras son tan importantes para los diabéticos, pre-diabéticos y cualquier persona que quiera alcanzar una buena salud. Si te preocupa consumir mucha fruta porque piensas que te puede subir el azúcar de la sangre, en el capítulo 7 viene una explicación en detalle de por qué esto no debe preocuparte.

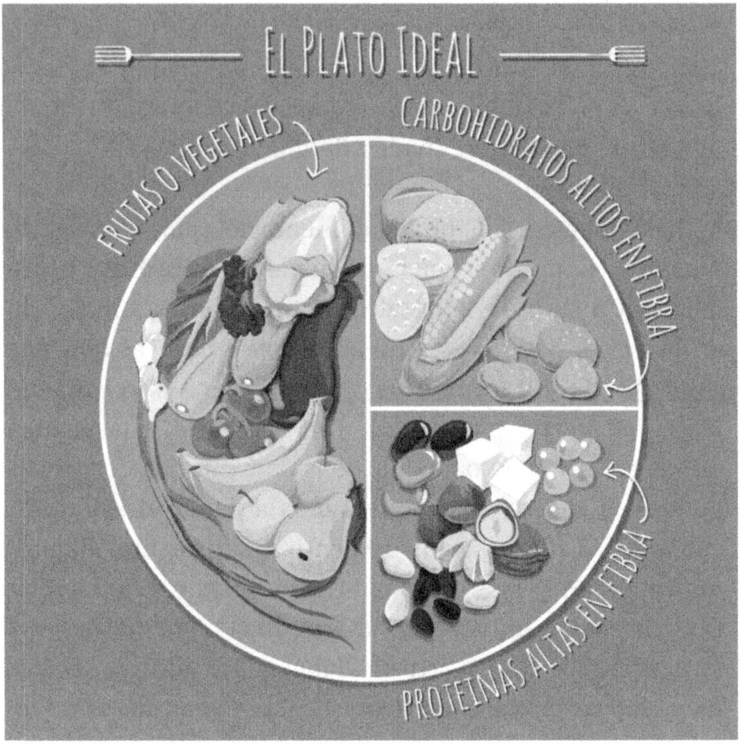

Figura 3 – El plato ideal

Otro principio importante es **combinar proteínas altas en fibra con carbohidratos altos en fibra en cada comida** (capítulos 6 y 7), y que cada uno de ellos ocupen alrededor de un cuarto del plato, como puedes ver también en la figura 3. Esta combinación va a asegurar que la glucosa en tu sangre no aumente muy rápidamente, lo que podría causar que después también baje rápidamente. Generalmente, con una dieta alta en fibra, el azúcar de tu sangre sube y baja de manera gradual, como se explicó brevemente en el capítulo 2, comparado con los altibajos mucho más pronunciados de la dieta baja en fibra.

Las comidas que servimos en los programas de diabetes siguen estos principios, y resultan muy atractivas y sabrosas para los participantes. No se usa nada de aceite, azúcar, harinas blancas u otros ingredientes procesados en la preparación de los alimentos. Tampoco usamos ningún tipo de carne, productos lácteos o huevos. Por lo tanto, la dieta es completamente basada en alimentos de origen vegetal, es decir, alimentos que vienen de una *planta* (aunque se les da la opción a las personas de incluir pequeñas cantidades de alimentos de origen animal si lo desean). La dieta que usamos también es baja en grasa, completamente libre de alimentos refinados o procesados y muy alta en fibra. Al final del programa, los participantes logran reducir sus niveles de glucosa, presión arterial, colesterol y, en muchos casos, su peso. La mayoría también declaran sentirse mucho mejor. Y como se mencionó anteriormente, este tipo de alimentación es la que también se utiliza en otros exitosos programas para revertir la diabetes.

La importancia de seguir este tipo de alimentación no se puede negar gracias a la creciente evidencia científica que la apoya. Una dieta vegetariana basada mayormente en alimentos no procesados le da oportunidad al cuerpo de que se sane a sí mismo. El doctor Michael Greger, experto en nutrición clínica, miembro fundador del Colegio Americano de Medicina de Estilo de Vida y creador de la página internet NutritionFacts.org, ha dicho que "el secreto mejor guardado de la medicina es que bajo las condiciones correctas, el cuerpo se puede sanar a sí mismo". Para el cuerpo humano, una de las "condiciones correctas" es una alimentación que está de acuerdo con los requerimientos de nuestra anatomía y fisiología. Nuestros cuerpos simplemente están diseñados para una alimentación basada en frutas, vegetales, granos integrales, legumbres y cantidades pequeñas de nueces y semillas.

Este tipo de mejoría en la salud no sucede de manera tan radical con ningún otro tipo de alimentación porque tanto los alimentos de origen animal como las comidas procesadas producen daño en el cuerpo de una manera u otra. Por ejemplo, los alimentos de origen animal son muy altos en *grasas saturadas* y *proteínas animales* que el cuerpo humano no está adaptado para consumir en las cantidades consumidas actualmente (no tenemos las garras, los grandes colmillos, ni el intestino corto que tienen los animales carnívoros, entre otras cosas). Estos alimentos también tienen altos niveles de colesterol, el cual no se encuentra en los alimentos que vienen de las plantas. Los alimentos de origen animal no contienen nada de fibra, que como ya se mencionó, es extremadamente necesaria para el control de la glucosa en los diabéticos.

Entonces, ¿necesito hacerme vegetariano?

Quisiera aclarar que cuando estamos tratando de mejorar nuestra dieta, el punto más importante no es que sea necesario hacerse vegetariano ni vegano (vegetariano que no consume lácteos ni huevos), sino más bien el enfoque debe ser consumir alimentos de mejor calidad, no refinados ni procesados, y más adecuados para el consumo humano. Una persona vegetariana o vegana que consume altas cantidades de pan blanco, harinas, dulces, etc., podría ser menos saludable que una persona no vegetariana que come grandes cantidades de frutas, verduras, granos integrales y semillas, y que sólo usa alimentos animales como condimento unas pocas veces por semana. La realidad es que mientras más alimentos vegetales no procesados consumamos más posibilidades tendremos de revertir la diabetes o prediabetes, reducir el colesterol, presión arterial, peso, etc., pero si es muy difícil hacerlo al 100%, entonces aún siguiendo una dieta de un 80 a 90% de alimentos de origen vegetal se puede conseguir una mejoría radical en la salud y en el control de la diabetes.

Por otro lado, debido a su bajo contenido de fibra, los alimentos procesados tienen un índice glicémico y carga glicémica más altos, es decir, hacen subir el azúcar en la sangre de manera más rápida (el recuadro titulado "El índice glicémico y su importancia en la diabetes" provee más información acerca de este concepto). Prácticamente toda la fibra original es extraída en el proceso de hacer harina blanca, arroz blanco y azúcar. Durante el procesamiento la mayoría de los alimentos también pierden su sabor original, por lo cual los fabricantes deben agregar generosas cantidades de azúcar, sal, grasa y saborizantes artificiales para que estos alimentos puedan ser apetitosos. También, al ser procesados, los alimentos pierden la mayoría de sus micronutrientes, tales como las vitaminas, minerales y antioxidantes. Por lo tanto, los alimentos procesados tienden a tener alta densidad calórica pero son bajos en nutrición.

Una dieta de alimentos no procesados es exactamente lo opuesto. Los alimentos no procesados son altos en micronutrientes como vitaminas, minerales y fitoquímicos, y sin embargo, generalmente son bajos en calorías. Muchos de estos fitoquímicos, como por ejemplo las antocianinas y el resveratrol en las uvas rojas, arándanos y otras frutas rojas, ayudan a controlar los niveles de glucosa en la sangre. Otros fitoquímicos como el licopeno (que se encuentra en los tomates y las frutas rojas) y los lignanos (semillas de linaza, sésamo o ajonjolí), reducen el riesgo de enfermedades cardiovasculares. Al consumir una dieta basada en alimentos vegetales no procesados, no sólo el cuerpo envejece más lentamente debido a que todos estos micronutrientes regulan las funciones celulares, sino que este tipo de alimentación también puede ayudar a prevenir y revertir muchas de las otras enfermedades comunes en nuestra sociedad moderna, como lo son el cáncer, las enfermedades cardíacas y los accidentes cerebrovasculares (derrame cerebral o infarto cerebral).

El índice glicémico y su importancia en la diabetes

El índice glicémico de los alimentos es una medida de la respuesta en los niveles de glucosa que se produce después de consumir ciertos alimentos. Los alimentos con índice glicémico más alto elevan los niveles de glucosa más que los alimentos con un índice glicémico bajo. Muchos expertos utilizan el índice glicémico como el punto de referencia más importante para determinar si un alimento es adecuado o no para una persona diabética. Debido a que el índice glicémico no toma en cuenta la cantidad de carbohidratos en una porción normal, la carga glicémica de los alimentos es una medida más útil y relevante para determinar qué alimentos tienden a subir los niveles de glucosa.

A pesar de que el índice glicémico y la carga glicémica son medidas importantes de como ciertos alimentos afectan los niveles de glucosa en la sangre, su uso es limitado y no deberían considerarse como la única norma para juzgar qué alimentos son saludables y cuáles no. Otras características que se deben considerar son la cantidad de fibra, micronutrientes y posibles elementos tóxicos que puedan contener los alimentos.

Otros beneficios de la dieta anti-diabetes

Además, debido a que este tipo de alimentación provee la mayor concentración de micronutrientes (es decir, vitaminas, minerales, fitoquímicos y antioxidantes), nutre el cuerpo más que ningún otro tipo de alimentación. Esto es muy importante, ya que podría ayudar a prevenir las "ansias" por comer que experimentan muchas personas hoy en día debido al bajo nivel de nutrientes que la dieta convencional les provee. En otras palabras, los alimentos altos en micronutrientes como vitaminas, minerales, fitoquímicos y antioxidantes ayudan a suprimir las ansias excesivas por comer, ya que nutren el cuerpo de manera más completa con estos nutrientes esenciales, y hacen que la persona naturalmente se sienta satisfecha con menos calorías (para más información sobre este tema, puedes ver mi libro "Cómo vencer la adicción a la comida"). Los alimentos más altos en micronutrientes son los que tienen el mejor efecto para revertir la diabetes y bajar de peso sin pasar hambre.

El otro beneficio de esta dieta es el efecto que puede alargar la vida y resultar en más longevidad[5]. Una de las razones de este efecto es que esta alimentación nos permite consumir menos calorías mientras mantenemos un nivel alto de nutrición. Varios estudios científicos han comprobado que la restricción de calorías podría alargar la vida y conducir a la longevidad[6,7]. Sin embargo, esto es muy difícil de lograr solamente restringiendo los alimentos (es decir, comiendo menos) ya que las personas que siguen un régimen bajo en calorías necesitan tener disciplina extraordinaria para poder restringir su ingesta de calorías en un 20% o más. Además, en estudios con seres humanos, la restricción de las proteínas animales (siguiendo una dieta vegana o 100% vegetariana) ha sido el único tipo de alimentación que realmente ha tenido el efecto de reducir el riesgo de cáncer y alargar la vida, incluso aún más que la restricción de calorías por sí sola[8]. Al consumir alimentos altos en nutrientes pero bajos en calorías, como los vegetales (especialmente los de hoja verde), las leguminosas, las frutas y los granos, nos podemos sentir físicamente satisfechos porque podemos consumir un volumen mucho más grande de alimentos sin excedernos en las calorías que estamos consumiendo. Además estos alimentos requieren más masticación que los alimentos procesados y por lo tanto producen más satisfacción[9], lo cual permite que nos sintamos naturalmente más satisfechos con menos cantidad.

Evitar grasas procesadas

Una dieta saludable no tiene que ser necesariamente muy baja en grasa, siempre y cuando las grasas provengan de fuentes saludables y que no sean procesadas. Ejemplos de alimentos no procesados que aportan grasas incluyen las nueces, semillas, almendras y el aguacate (palta). Las grasas en estos alimentos vienen acompañadas de fibra, minerales, vitaminas y muchísimos fitoquímicos, los cuales no sólo ayudan a revertir la diabetes y las enfermedades cardíacas, sino también ayudan a combatir las enfermedades inflamatorias.

Las grasas que están procesadas o extraídas de su fuente natural son más concentradas porque no contienen fibra, tales como las que se encuentran en los aceites, la mantequilla, las margarinas, la manteca, la mayonesa, etc. Estas grasas concentradas son altamente peligrosas para la salud. A pesar de que hay aceites más saludables que otros, como el aceite de oliva o el aceite de semilla de uva, **todos los aceites son 100% grasa**, es decir, no contienen ningún otro nutriente (salvo cantidades insignificantes de vitamina E en algunos casos). Al ser extraídos, refinados y concentrados, los aceites son una fuente muy alta de calorías. Estas concentraciones tan altas de grasas no se encuentran en la naturaleza, sólo en productos ya procesados. Por ejemplo, para hacer una cucharada de aceite de maíz se requieren aproximadamente 14 mazorcas[10]. Al extraer el aceite del maíz o de otro vegetal, se pierde toda la fibra, los minerales, las vitaminas y otros fitoquímicos. Al no tener fibra, el aceite no provee tanto volumen para el estómago como otros alimentos más naturales. Todos los aceites contienen alrededor de 120 calorías por cucharada, no importa qué tipo de aceite sea. Esta es la misma cantidad de calorías que una papa mediana, pero una papa llena mucho más el estómago que una cucharada de aceite.

La mayoría de las margarinas y mantecas vegetales contienen grasas hidrogenadas o grasas trans, que son todavía mucho más peligrosas que los aceites líquidos, ya que pueden aumentar los niveles de colesterol y, por lo tanto, aumentan mucho más el riesgo de enfermedades cardíacas y diabetes. Las grasas animales, como la mantequilla y la manteca de puerco, contienen altas cantidades de grasas saturadas, las cuales están íntimamente ligadas al desarrollo de arterioesclerosis y enfermedades cardíacas, así como varios tipos de cáncer.

Por todas estas importantes razones, yo realmente no recomiendo un uso liberal de grasas refinadas como aceites o grasas animales. Si utilizas aceite te recomiendo usar ***muy poco***, menos de una cucharada al día en total, y sólo de manera que el aceite no alcance altas temperaturas al cocinar. Freír los alimentos con aceite es sumamente dañino para la salud por los cambios moleculares que ocurren en el aceite cuando es expuesto a altas temperaturas[11]. Todos los aceites sufren estos daños, aunque algunos se queman a temperaturas más altas que otros. Mezclar los alimentos con el aceite antes de que el aceite se caliente tal vez pudiera prevenir que el aceite alcance temperaturas tan altas que produzcan daño (u "oxidación") en su estructura molecular.

Por ejemplo, cuando uno va a sofreír cebolla con otros vegetales, es mejor *no esperar* hasta que el aceite esté caliente para agregar los vegetales, sino que es mejor agregarlos al mismo tiempo y revuelver todo. Así el aceite no alcanzará a hervir y no será tan dañino para tu salud. Lo bueno es que también se puede utilizar agua o caldo de verduras para sofreír y los alimentos quedan prácticamente igual de deliciosos. **Esta es la estrategia que yo recomiendo para preparar los alimentos en vez de freír**.

Aun el aceite de coco, que puede soportar temperaturas más altas antes de sufrir daños moleculares, es altamente concentrado en calorías y es uno de los pocos aceites de origen vegetal que es alto en *grasas saturadas*. Mi opinión es que es mejor consumir el coco entero en vez de aceite de coco, ya que el coco, como es un alimento natural no procesado, contiene mucho más nutrientes, incluyendo fibra, vitaminas, minerales, etc., que el aceite que está ya refinado.

Yo sé que esto podría ser difícil de creer o aceptar, ya que va en contra de nuestra cultura culinaria, pero si una persona quiere revertir su diabetes ***efectivamente*** entonces necesita evitar lo más posible el uso de aceite en sus comidas. Como acabo de mencionar, podemos usar agua o caldo concentrado de verduras para sofreír vegetales, lo cual le dará un rico sabor a las comidas. Aunque estamos muy acostumbrados a usar aceite para casi todo, la verdad es que no es necesario. Las grasas saludables de aceites como el de oliva o de semilla de uva, se encuentran también en las semillas, nueces, almendras y otros frutos secos oleaginosos. Estos alimentos, cuando están enteros en vez de refinados, también contienen nutrientes beneficiosos para la salud como fibra, vitaminas, minerales, proteína y antioxidantes. Por lo tanto las oleaginosas (almendras, nueces, etc.) y el aguacate (palta) son mejores fuentes de grasas saludables que los aceites. El uso de aceite en las comidas, aún en cantidades pequeñas, podría detener o hacer más lento el proceso de revertir la diabetes. También recomiendo evitar otros alimentos altos en grasa que están elaborados con aceite, como la mayonesa y los aderezos para las ensaladas.

El mito de la moderación

Muchas personas tal vez pensarán que este tipo de alimentación es algo extrema, y que lo mejor para un diabético, como han señalado los "expertos" por muchos años, es consumir "de todo" pero de manera moderada. Sin embargo se ha comprobado que este tipo de filosofía nutricional podría ser un ***mito muy peligroso***. Algunos expertos han llegado a afirmar incluso que **"la moderación mata"**[12]. Comer "de todo", aunque sea en porciones pequeñas, generalmente permite que enfermedades relacionadas con la nutrición, como la diabetes y las enfermedades cardíacas, sigan avanzando en vez de retroceder. Esto muchas veces lleva a un círculo vicioso en el que la persona necesita más y más medicinas mientras sigue subiendo de peso o mientras su salud va de mal en peor. Aparte de esto, los pacientes que siguen este tipo de recomendación alimenticia tienden a no sentirse completamente satisfechos o incluso sufrir hambre debido a que se les dice que deben comer porciones de tamaño más pequeño.

A la mayoría de los pacientes diabéticos se les dice que su enfermedad es "crónica" o "incurable" y que eventualmente llegarán a utilizar la insulina para poder controlar sus niveles de glucosa en la sangre. Y la verdad es que esto es simplemente debido a que la dieta de "comer de todo pero en cantidades pequeñas o moderadas" no es una dieta que revierte la diabetes, sino que con el tiempo la enfermedad empeora. Entonces, en ese sentido los expertos tienen razón, porque para los diabéticos que comen una dieta "moderada", la diabetes sí es crónica.

Por ejemplo, la dieta recomendada por organizaciones como la Asociación Americana de Diabetes (ADA por sus siglas en inglés) es tan baja en fibra y micronutrientes, incluyendo fitoquímicos y antioxidantes, que las personas que la siguen raramente se sienten suficientemente satisfechas. Consumir una dieta compuesta mayormente de alimentos bajos en nutrientes nos puede llevar a tener más ansiedad por comer o simplemente abandonar la dieta recomendada. Las porciones pequeñas generalmente no llenan el estómago porque no proveen suficiente volumen de alimentos y además gran parte de los alimentos recomendados no proveen la nutrición que el cuerpo necesita. Por lo tanto, la persona está semi-desnutrida y con el estómago semi-vacío. Esto es simplemente una receta para el fracaso, ya que es muy difícil seguir un régimen de este tipo a largo plazo.

En mi trabajo como nutricionista he visto personalmente a otros nutricionistas o dietistas aconsejar a sus pacientes que consuman porciones pequeñas en cada comida, como por ejemplo "una salchicha con cuatro galletitas saladas", o "medio sándwich de pavo con lechuga y tomate", o "un huevo revuelto con una rebanada de pan con mantequilla y una fruta". Incluso una vez una dietista me relató que ella recomendaba a sus pacientes diabéticos que antes de acostarse se comieran un plato pequeño de helado (nieve) con nueces para que no se les bajara el azúcar durante la noche. Yo no podía creer que una profesional de la nutrición aconsejara a sus pacientes diabéticos comer helado en la noche, un alimento que sabemos que está lleno de grasa y azúcar refinada.

Con una dieta así, tan baja en fibra y nutrientes, alta en grasas y calorías vacías, es lógico que los pacientes necesiten consumir cantidades excesivas de medicamentos para controlar su glucosa, lo que lleva a los altibajos en sus niveles de azúcar en la sangre y posibles episodios de hipoglicemia (glucosa muy baja en la sangre). Por eso a los pacientes se les instruye que consuman más bocadillos entre comidas o varias comidas a través del día, lo cual les hace más difícil perder peso y empeora la diabetes a largo plazo. El tratamiento convencional se enfoca en controlar los niveles de glucosa con medicamentos, en vez de llegar a la raíz del problema por el cual viene la diabetes en primer lugar, que es el sobrepeso y una dieta baja en fibra y alta en grasa.

¿Cuántas veces al día deberíamos comer?

A pesar de que a la mayoría de los diabéticos se les recomienda comer varias veces al día, esta práctica podría impedir que el cuerpo alcance el estado de reparación celular y desintoxicación que sólo ocurre cuando el estómago está vacío, es decir, *entre comidas* y durante el sueño. Cuando dejamos suficiente tiempo entre comidas el páncreas tiene tiempo para descansar, ya que se reducen los niveles de insulina que debe producir. Comer bocadillos entre comidas podría ser *perjudicial* para un diabético porque recarga el trabajo del páncreas. Además, muchas personas terminan consumiendo más calorías de lo que consumirían si comieran tres comidas de tamaño adecuado. También se ha comprobado que comer varias veces al día no eleva el metabolismo ni hace quemar más calorías como muchos antes pensaban. La mejor manera de realmente elevar el metabolismo es haciendo el tipo y la cantidad de ejercicio adecuado para nuestro organismo (ver capítulos 8 y 9).

Cuando en cierta ocasión visitaba la organización VIDA Internacional en Honduras, donde tratan personas con diabetes y otras enfermedades crónicas utilizando métodos naturales y sencillos como los que se presentan en este libro, me relataron del caso de una señora diabética que se sintió muy alarmada cuando le dijeron que era mejor no comer bocadillos entre comidas. A pesar de que sus niveles de glucosa estaban muy altos (más de 300 en ayunas), ella insistía que los doctores y dietistas le habían dicho que debía comer entre comidas para estabilizar sus niveles de glucosa. Aunque en ese lugar no se le proporcionaban bocadillos, ella había traído suficientes galletas y otros alimentos similares, los cuales comía "a escondidas". La mayoría de los pacientes diabéticos ven una reducción dramática de sus niveles de glucosa en las dos primeras semanas que están en VIDA Internacional, pero esta señora se sentía muy decepcionada de que a pesar de su cambio de dieta y del ejercicio que estaba haciendo, sus niveles no se reducían. Cuando por fin se le acabaron los bocadillos de contrabando que había llevado al lugar, y se vio obligada a comer sólo lo que le proporcionaban, sus niveles de glucosa comenzaron a disminuir rápidamente, hasta llegar a alrededor de 100 en ayunas en unos pocos días. A pesar de que por muchos años se les ha aconsejado a los diabéticos comer varias veces al día, esta práctica no es necesaria, e incluso puede ser perjudicial, como en este caso.

El páncreas necesita un descanso apropiado para que funcione correctamente, por lo tanto, yo recomiendo un plan alimenticio de dos comidas abundantes y una comida liviana al día. Los pacientes con diabetes tipo 1, debido que necesitan usar insulina diariamente, deberán consumir tres comidas del mismo tamaño (o seguir las instrucciones de su médico con respecto a las comidas).

La clave para no sentir hambre entre comidas es consumir suficientes alimentos altos en **fibra**. Como se explicó anteriormente, la fibra hace que la absorción de la glucosa en la sangre sea más lenta y gradual. También les da más volumen a los alimentos y, como no es digerida, no provee calorías adicionales. Esto no significa que podemos comer alimentos bajos en fibra, agregar un "suplemento" de fibra a nuestra dieta, y pensar que así todo va estar bien. Consumir alimentos que son *naturalmente* altos en fibra es la clave para revertir la diabetes. Esta recomendación es muy diferente a la dieta "convencional" para la diabetes que consiste consumir varias comidas pequeñas sin importar la calidad de estos alimentos. Contrario a lo que se pensaba hasta ahora, comer tres comidas adecuadas, altas en fibra, es ***mucho más efecti-***

vo para revertir la diabetes que el protocolo convencional de varias comidas pequeñas cada dos o tres horas.

A los pacientes diabéticos se les debería presentar las dos opciones que realmente tienen: seguir la dieta convencional que llevará al empeoramiento de su enfermedad, el uso de una cantidad cada vez más alta de medicamentos para controlar su glucosa y el eventual desarrollo de complicaciones de la diabetes; o la otra opción que es seguir una dieta completamente saludable, basada en alimentos no procesados de origen vegetal, que tal vez sea muy diferente a la dieta que están acostumbrados, pero que tiene el potencial de revertir completamente su enfermedad y mejorar su salud en todo aspecto. Si se les diera estas opciones, los pacientes podrían elegir si prefieren seguir comiendo sus alimentos favoritos y pagar el precio con su salud, o si prefieren mejorar su salud y hacer el sacrificio de cambiar su dieta. Muchos indudablemente escogerán la comida en vez de la salud, pero muchos otros valorarán su vida y su salud por encima de su apetito y preferirán cambiar su dieta.

Debido a que el sistema médico convencional en la gran mayoría de los casos no les da a los diabéticos o prediabéticos esta segunda opción, en este libro voy a presentar las instrucciones de cómo hacer estos cambios para los que así lo deseen. La elección de seguir estos consejos o no ahora queda en tus manos. Siguiendo el mismo tipo de dieta y estilo de vida indicados en este libro, el doctor Joel Fuhrman, autor del libro *The End of Diabetes* ("El fin de la diabetes") ha logrado que hasta un

90% de sus pacientes diabéticos dejen de usar insulina durante el primer mes de tratamiento.[13] ¿Estás listo(a) para el desafío y para decirle adiós a la diabetes?

Puntos para recordar

- ✓ Varios estudios han mostrado que con un programa intensivo de dieta y ejercicio, las personas que tienen diabetes tipo 2 pueden **revertir** su condición, y sus niveles de glucosa pueden llegar a estar normales sin el uso de medicamentos.
- ✓ La mejor dieta para revertir la diabetes es una dieta basada en **alimentos no procesados de origen vegetal**.
- ✓ Este tipo de alimentación ayuda a reestablecer la sensibilidad a la insulina y a perder peso sin mucho esfuerzo, lo cual puede llevar a ***revertir*** la *resistencia a la insulina* (la causa principal de la diabetes y la pre-diabetes).
- ✓ Esta dieta también es naturalmente alta en fibra, lo cual ayuda a estabilizar los niveles de glucosa a través del día, evitando así los altibajos comunes en la diabetes.
- ✓ Para consumir una *dieta balanceada* es importante llenar **la mitad del plato con frutas o verduras**.
- ✓ Otro principio importante es **combinar proteínas altas en fibra con carbohidratos altos en fibra en cada comida**, y que cada uno de ellos ocupen alrededor de un cuarto del plato.

- ✓ Los alimentos de origen animal son muy altos en ***grasas saturadas, colesterol* y *proteínas animales*** que el cuerpo humano no está adaptado para consumir en las cantidades consumidas actualmente.
- ✓ Debido a su bajo contenido de fibra, los *alimentos procesados* hacen **subir el azúcar en la sangre** de manera más rápida y no contienen suficientes micronutrientes.
- ✓ Las grasas que están **procesadas o extraídas** de su fuente natural son más concentradas porque **no contienen fibra**, tales como las que se encuentran en los aceites, la mantequilla, las margarinas, la manteca, la mayonesa, etc. *Estas grasas concentradas son altamente peligrosas para la salud.*
- ✓ Es mejor utilizar agua o caldo de verduras para sofreír y los alimentos quedan prácticamente igual de deliciosos.
- ✓ Se ha comprobado que la creencia de que podemos comer de todo moderadamente podría ser un ***mito muy peligroso***. Algunos expertos han llegado a afirmar incluso que **"la moderación mata".**
- ✓ Comer bocadillos entre comidas podría ser *perjudicial* para un diabético porque **recarga el trabajo del páncreas**.
- ✓ La clave para no sentir hambre entre comidas es consumir suficientes alimentos altos en **fibra**.

Referencias

1. Gregg, E., Chen, H., Wagenknecht, L., Clark, J., Delahanty, L., Bantle, J., . . . For The Look Ahead Research Group. (2012). Association of an Intensive Lifestyle Intervention With Remission of Type 2 Diabetes. *JAMA, 308*(23), 2489-2489.

2. Mottalib, A., Sakr, M., Shehabeldin, M., & Hamdy, O. (2012). Diabetes Remission after Nonsurgical Intensive Lifestyle Intervention in Obese Patients with Type 2 Diabetes. *Journal of Diabetes Research, 308*(23), 1-4. Retrieved September 11, 2015, from http://jama.jamanetwork.com/article.aspx?articleid=1486829

3. Morris, S., & Wylie-Rosett, J. (2010). Medical Nutrition Therapy: A Key to Diabetes Management and Prevention. *Clinical Diabetes, 28*(1), 12-18. doi:10.2337/diaclin.28.1.12

4. Davis, N., Tomuta, N., Schechter, C., Isasi, C., Segal-Isaacson, C., Stein, D., . . . Wylie-Rosett, J. (2009). Comparative Study of the Effects of a 1-Year Dietary Intervention of a Low-Carbohydrate Diet Versus a Low-Fat Diet on Weight and Glycemic Control in Type 2 Diabetes. *Diabetes Care, 32*(7), 1147-1152. doi:10.2337/dc08-2108

5. Song, M., Fung, T. T., Hu, F. B., Willett, W. C., Longo, V. D., Chan, A. T., & Giovannucci, E. L. (2016). Association of Animal and Plant Protein Intake With All-Cause and Cause-Specific Mortality. *JAMA Internal Medicine*, 176(10), 1453. doi:10.1001/jamainternmed.2016.4182

6. Dunn, S., Kari, F., French, J., Leininger, J., Travlos, G., Wilson, R., & Barrett, J. (1997). Dietary Restriction Reduces Insulin-like Growth Factor I Levels, Which Modulates Apoptosis, Cell Proliferation, and Tumor Progression in p53-deficient Mice. *Cancer Research, 57*, 4667-4667.

7. Bordone, L., & Guarente, L. (2005). Calorie Restriction, SIRT1 And Metabolism: Understanding Longevity. *Nature Reviews Molecular Cell Biology, 6*, 298-305.

8. Fontana, L., Weiss, E., Villareal, D., Klein, S., & Holloszy, J. (2008). Long-term effects of calorie or protein restriction on serum IGF-1 and IGFBP-3 concentration in humans. *Aging Cell, 7*(5), 681-687.

9. Smeets, A., & Westerterp-Plantenga, M. (2006). Oral exposure and sensory-specific satiety. *Physiology & Behavior, 89*(2), 281-286.

10. Ludington, A., & Diehl, H. (1991). *Dynamic living: how to take charge of your health* (p. 88). Hagerstown, MD: Review and Herald Pub. Association.

11. Silwood, C. J., & Grootveld, M. (1999). Application of high-resolution, two-dimensional 1H and 13C nuclear magnetic resonance techniques to the characterization of lipid oxidation products in autoxidized linoleoyl/linolenoylglycerols. *Lipids*, 34(7), 741-756. doi:10.1007/s11745-999-0421-5

12. Esselstyn, C. B. (2000). In cholesterol lowering, moderation kills. *Cleveland Clinic Journal of Medicine*, 67(8), 560-564. doi:10.3949/ccjm.67.8.560

13. Fuhrman, J. (2013). *The End of Diabetes* (p. 23). New York: HarperCollins.

CAPÍTULO 5

Paso #2: Consumir suficientes vegetales

Ahora que ya tenemos una idea acerca de la alimentación que forma el fundamento básico del plan nutricional para revertir la diabetes y la prediabetes, podemos entrar en más detalles con respecto a cada grupo de alimentos incluidos en este plan.

Hace años que los expertos en nutrición nos vienen aconsejando acerca de la importancia de consumir suficiente verduras o vegetales en nuestra dieta, y estos consejos adquieren aún más importancia en casos de enfermedades relacionadas el estilo de vida como lo es la diabetes y la pre-diabetes. Los vegetales en general contienen una cantidad muy baja de almidón o carbohidratos, con la excepción de algunos alimentos como las papas, los camotes (boniatos o batatas), el maíz fresco (elote o choclo) y otros tubérculos. Los vegetales en general son muy altos en micronutrientes tales como vitaminas, minerales y fitoquímicos, y muy bajos en calorías. Por esta razón los vegetales son considerados como la categoría de alimento con el nivel más alto de *densidad nutricional*, es decir, la cantidad más alta de micronutrientes por caloría. En otras palabras, los vegetales o verduras son lo opuesto a los alimentos con *calorías vacías* (es decir, alimentos que son altos en calorías pero que contienen poco o nada de micronutrientes) como por ejemplo la comida chatarra.

Las últimas investigaciones científicas están dando a conocer cada vez más el poder restaurador para la salud que tienen estos micronutrientes. Muchos de ellos actúan como potentes antioxidantes que reparan el daño molecular producido por el diario vivir, como la exposición a químicos o tóxicos en el ambiente, pesticidas en la comida, exceso de luz solar, aire contaminado, etc. Los vegetales de hoja verde (como la espinaca, acelga, berros, lechuga de hoja oscura, etc.) y los vegetales crucíferos (como el brócoli, la coliflor, el repollo, los berros, etc.) son los más concentrados en nutrientes beneficiosos para nuestra salud. La ciencia recién está comenzando a comprender que muchas enfermedades se deben en gran parte no sólo a excesos de alimentos dañinos, sino también a una ***falta*** de nutrientes protectores de la salud, los cuales, por cierto, sólo se encuentran en las plantas y, en especial, en los vegetales.

Cuando no consumimos suficiente cantidad de estos nutrientes protectores, las células del cuerpo se congestionan con productos de desecho, como por ejemplo los famosos "radicales libres". Estas son moléculas inestables que producen daño en el cuerpo. La acumulación de productos de desecho lleva a una acumulación de radicales libres, lo cual se considera un estado de "estrés oxidativo" en el cuerpo. Esta condición puede llevar a niveles elevados de inflamación, daño celular excesivo y por consiguiente al desarrollo de enfermedades. Otros productos de desecho conocidos como AGEs por sus siglas en inglés ("advanced glycation end-products" o productos terminales de glucosilación o glicación avanzada) causan muchas de las complicaciones de la diabetes, como daño en los nervios y ceguera, y *se acumulan más rápidamente en personas que consumen alimentos bajos en micronutrientes protectores.*

Esta acumulación de productos de desecho metabólico y exceso de toxinas producen una sensación de malestar cuando comienzan a ser eliminados del cuerpo, lo cual generalmente ocurre entre comidas, cuando el cuerpo no está ocupado con el proceso de la digestión. Muchas personas confunden esta sensación de malestar con hambre, y sienten que tienen que comer algo para detenerla (lo cual en realidad detiene el proceso de desintoxicación). Esta desintoxicación también puede causar varios malestares cuando cambiamos a una dieta más saludable, por lo cual mucha gente piensa que "necesita" volver a comer su dieta antigua. Muchos llegan incluso a creer que una dieta basada en alimentos de origen vegetal "no les cae bien". Lamentablemente, lo que estas personas no comprenden es que los fitonutrientes que se encuentran en los alimentos de origen vegetal son los que el cuerpo necesita urgentemente para la desintoxicación y eliminación adecuada de los productos de desecho. Por lo tanto, al consumir cantidades inadecuadas de alimentos de origen vegetal, empeoramos aún más el nivel de intoxicación en nuestro organismo.

Cuando nuestros cuerpos se acostumbran a los niveles de sustancias tóxicas a las que estamos expuestos, esto se podría considerar prácticamente como una adicción. Al igual que una persona que deja de consumir café o fumar cigarrillos, el cambio de dieta podría producir malestar en los primeros días o semanas debido al proceso de desintoxicación que comienza a ocurrir.

Si una persona que ha dejado de tomar café o de fumar vuelve a consumir estas sustancias, se retarda el proceso de desintoxicación y por eso la persona se siente mejor a corto plazo. Lo mismo ocurre cuando volvemos a introducir alimentos nocivos para la salud a nuestro organismo. Nos volvemos a "sentir bien" por un tiempo corto, pero necesitamos darnos cuenta de que esta sensación de bienestar es una ilusión. Es parecido a lo que un drogadicto desesperado siente cuando vuelve a consumir droga. Al final, el drogadicto comienza a necesitar la droga sólo para sentirse "normal", pero esto es simplemente una demostración de lo dañina que la droga es para su cuerpo.

Lamentablemente, de acuerdo con las estadísticas, la gran parte de la dieta moderna está compuesta por alimentos que son muy bajos en nutrientes protectores. Alrededor del 56% de la dieta moderna proviene de alimentos procesados, y otro 32% proviene de alimentos de origen animal. Esto deja sólo alrededor de un 12% para alimentos altos en nutrientes protectores (figura 4) tales como frutas, verduras, granos integrales, legumbres, nueces, semillas, etc., en otras palabras, *alimentos no procesados de origen vegetal.*

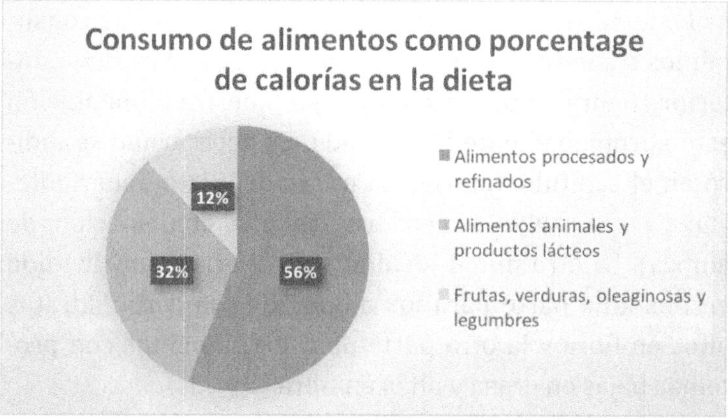

Figura 4. Fuente: Economic Research Service, US Department of Agriculture: Dietary Assessment of Major Trends in US Food Consumption & Loss-Adjusted Food Availability (Per Capita), 2014.

Este es el problema **principal** de la dieta moderna, ya que los alimentos procesados o refinados y los alimentos de origen animal son deficientes en micronutrientes protectores, como antioxidantes y fitoquímicos, los cuales son la base de una alimentación adecuada y son absolutamente indispensables para salud del ser humano.

¿Cómo podemos saber si estamos comiendo suficientes vegetales? La cantidad mínima que un adulto promedio necesita es alrededor de **tres tazas** de vegetales o verduras por día. La gran mayoría de los adultos hoy en día no consume ni siquiera la mitad de esta cantidad, y esta deficiencia nutricional podría ser *una de las principales razones* del aumento de enfermedades crónicas, enfermedades inflamatorias y enfermedades autoinmunes en los últimos años.

Lo ideal sería que cada comida o bocadillo que consumimos siguiera la proporción indicada en el capítulo anterior (figura 3) para asegurar que nuestra alimentación esté apropiadamente balanceada. Es decir, como se indicó en el capitulo anterior, la mitad del plato debería llevar ya sea frutas o verduras (o una combinación de ambas). La otra mitad idealmente debería estar dividida en dos, una parte para los alimentos con carbohidratos altos en fibra y la otra parte para los alimentos con proteínas bajas en grasa y altas en fibra.

Obviamente estas son más bien aproximaciones que reglas fijas. Por ejemplo, si haces una sopa de lentejas o de frijoles, puedes usar esta regla para calcular aproximadamente la cantidad de cada ingrediente, agregando una cuarta parte lentejas, una cuarta parte arroz, y asegurándote que la mitad de la sopa sea verduras. A medida que la salud de una persona va mejorando y la diabetes se comienza a revertir, ya no es tan necesario preocuparse acerca de las proporciones, siempre y cuando estemos consumiendo bastantes frutas y verduras, y todos los alimentos estén en su estado más natural.

Los vegetales y el sobrepeso

Como se mencionó en el capítulo 2, el sobrepeso es uno de los factores más importantes en el desarrollo de la diabetes. Sin embargo, para perder peso permanentemente y de manera saludable, realmente no es necesario enfocarse en la cantidad de calorías, o en los gramos de proteína, grasa o carbohidratos que consumimos diariamente. Lo único que esto hace es complicar la vida y aumentar la ansiedad por la comida y el estrés.

Una de las claves más importantes para bajar de peso saludablemente es concentrase en consumir **más** micronutrientes protectores como vitaminas, minerales, fitoquímicos y antioxidantes. En otras palabras, el enfoque debe ser en la **calidad** de los alimentos, y no tanto en la **cantidad**. Aunque suene demasiado bueno como para ser cierto, cuando consumes una dieta de alimentos no procesados de origen vegetal, realmente puedes comer más cantidad y aún así bajar de peso de manera natural. Tu cuerpo simplemente se va a "reajustar" a tu nueva forma de vida y eliminar el exceso de grasa que se acumuló a consecuencia de tu estilo antiguo de alimentación.

Recordemos que los fitoquímicos son sustancias que sólo están presentes en los alimentos de origen vegetal (la palabra "fito" en griego significa planta), que se han descubierto en los últimos años y que juegan un papel fundamental en la nutrición del ser humano. Hasta ahora se han descubierto alrededor de 14 vitaminas y 16 minerales que son necesarios en la dieta humana, sin embargo se piensa que existen miles de fitoquímicos en los alimentos de origen vegetal que podrían ser tanto o más importantes que las vitaminas y minerales para nuestra salud. Y recordemos que estos nutrientes protectores se encuentran sólo en alimentos **no procesados** de origen **vegetal**. Debido a que la cantidad de fitoquímicos en un alimento no se puede saber al leer la etiqueta (ya que muchos de ellos apenas se han descubierto y otros aún no se han nombrado), la mejor manera para saber si un alimento es alto en fitoquímicos es determinar si es alto en los micronutrientes que sí son ampliamente conocidos, como vitaminas y minerales. En la mayoría de los casos, los alimentos altos en vitaminas y minerales también contienen altas cantidades de fitoquímicos.

Los vegetales son lejos el tipo de alimento más alto en nutrientes protectores y, como ya dijimos, los vegetales de *hoja verde* tienen la densidad nutricional más alta de todos los alimentos consumidos por los humanos. Tal vez es por esto que los vegetales de hoja verde han sido los más relacionados con una disminución en el riesgo de cáncer y enfermedades cardíacas. Yo recomiendo, como nutricionista, que todos los adultos consuman algún vegetal de hoja verde oscura ***todos los días*** (y esto no incluye la lechuga que tiene hojas pálidas, como lechuga "iceberg" o lechuga "redonda").

Por lo tanto, cuando consumimos una dieta alta en vegetales, estamos consumiendo una cantidad más grande de alimentos por volumen y por peso, como también alimentos con un contenido más alto de agua. Esto hace que podamos sentir más satisfacción después de comer a pesar de estar comiendo menos calorías. Lo mejor de todo es que en realidad no hay un límite para la cantidad de verduras *bajas en almidón* que podemos comer. Las verduras bajas en almidón incluyen todos los vegetales de hoja verde (como espinaca, acelga, berros, lechuga de hoja oscura, col verde, col rizada, etc.), el brócoli, la coliflor, el repollo, el pepino, los tomates, la berenjena, las cebollas, el pimiento morrón, los champiñones, los puerros, las calabacitas (zapallitos italianos), los ejotes (porotos verdes o vainitas), y muchos más.

Por otro lado, los vegetales *altos en almidón* incluyen las papas, el maíz fresco (elote o choclo), el camote (batata o boniato) y otros tubérculos como la yuca, el ñame, etc., y las calabazas o zapallos. Todos estos vegetales son también muy imporantes para nuestra alimentación, y están incluídos en el grupo de "almidones", el cual veremos con más detalles en el capítulo 7. Una persona con diabetes definitivamente también puede consumir estos vegetales, pero teniendo un poco más cuidado con las cantidades.

¿Crudos o cocidos?

La mayoría de las verduras tienen más nutrientes y su fibra está más intacta cuando se consumen crudos, y la mejor manera de consumir más verduras crudas es comer ricas ensaladas. Trata de formar el hábito de comer ensaladas a diario si es posible, ya que mientras más las comas, más fácil va a ser para ti perder peso y controlar tu glucosa.

Además, los vegetales crudos o levemente cocidos contienen poderosos nutrientes anticancerígenos, y por lo tanto, al consumirlos podemos reducir el riesgo de **cáncer**. Según algunos estudios, los vegetales que más protección proveen contra el cáncer los los *vegetales crucíferos*[1], que incluyen el brócoli, el repollo, las coles verdes, los rábanos, la coliflor, las coles de bruselas y los berros entre otros, por lo tanto, mi recomendación es tratar de consumir por lo menos una porción diaria de estos vegetales, ya sea crudos o cocidos al vapor. El efecto de los vegetales crucíferos es tan potente que, por ejemplo, en un estudio del cáncer a la próstata se encontró que consumir 28 porciones o más porciones a la semana de vegetales en general reduce el riesgo de cáncer a la próstata en un 35%, mientras que consumir sólo tres porciones o más de vegetales crucíferos por semana reduce el riesgo de cáncer a la próstata en un 41%[2].

¿Debo tomar suplementos?

Mientras más se han estudiado estos nutrientes, más se ha llegado a la conclusión de que para que sean efectivos estos deben venir de **alimentos naturales** y **<u>no</u>** de **suplementos nutricionales**. Cuando los nutrientes están aislados y separados de su paquete natural, no proveen los mismos beneficios protectores y sanadores que tienen cuando se encuentran en los alimentos naturales como las frutas y las verduras. Aunque algunos suplementos son necesarios para personas con ciertas deficiencias nutricionales, como el hierro o la vitamina B12, estos suplementos nunca pueden tomar el lugar de una dieta sana. Aún cuando es necesario tomar un suplemento nutricional por alguna razón, es aún más necesario seguir una dieta que contenga la cantidad más alta posible de alimentos naturales.

Dice un dicho ayurveda: "Cuando la alimentación es mala, la medicina no funciona. Cuando la alimentación es buena, la medicina no es necesaria." Lo mismo se aplica con la mayoría de los suplementos nutricionales. Es decir, cuando uno sigue una mala dieta, los suplementos no nos van a dar salud mágicamente. Y si la alimentación es excelente, entonces no se necesitan los suplementos.

La mayoría de la gente hoy en día consume suplementos nutricionales como si fueran medicina, pero con la ventaja de que son más "naturales". Tal vez tomen un suplemento para la presión alta y otro para el colesterol, y además un multivitamínico para asegurarse que no les falte nada. La verdad es que muchos suplementos hoy en día son vitaminas sintéticas, extraídas y aisladas. No hay nada natural en esto. Lo natural sería conseguir las vitaminas de su fuente original, que son las frutas y verduras, granos integrales, legumbres, etc. Yo recomiendo usar los suplementos como último recurso, y sólo cuando sean estrictamente necesarios, en vez de usarlos como primera opción. La única excepción tal vez sería la vitamina B_{12}, lo cual se discute con más detalle en el próximo capítulo.

Proteínas en los vegetales

El otro beneficio de consumir vegetales, especialmente vegetales verdes, es su alto contenido de proteínas. De hecho, los vegetales verdes contienen una cantidad comparable de proteína *por caloría* (es decir, no por peso) que algunos tipos de carnes. La mayoría de la gente no sabe esto porque en general los vegetales verdes son *bajos* en calorías, por lo tanto, proveen menos gramos de proteína *por porción* que las carnes. Pero los vegetales son una fuente mucho más saludable de proteína que cualquier producto animal, ya que contienen muchas más vitaminas, minerales, antioxidantes y fitoquímicos que cualquier otro alimento en nuestra dieta.

De hecho, si nos ponemos a pensar en los gorilas, las jirafas, los elefantes, los rinocerontes y los hipopótamos, nos damos cuenta rápidamente que estos enormes animales no necesitan consumir proteína animal para crecer ni para tener más masa muscular. Cada vez que nosotros consumimos carnes o cualquier otro producto animal, estamos consumiendo proteínas de segunda mano, ya que ***todos*** los aminoácidos provienen originalmente de las plantas. Todos los animales herbívoros obtienen sus proteínas de las plantas verdes. Al igual que estos animales, nuestra anatomía simplemente no está diseñada para matar, rasgar la piel, lamer la sangre y comer la carne cruda de otros animales. Nuestra costumbre de comer carne es 100% cultural. Así como los animales herbívoros, nosotros los seres humanos también podemos obtener todas las proteínas que necesitamos de las verduras, las legumbres y otros alimentos de origen vegetal.

Cuántos vegetales debo comer al día

Aunque ya se mencionó que una cantidad de 3 tazas al día de vegetales sería ideal, la verdad es que se pueden comer prácticamente sin límite. La única excepción son los vegetales que son un poco más altos en almidón como las zanahorias o la remolacha (y obviamente los vegetales que son bastante altos en almidón como las papas, el maíz fresco, el camote y otros tubérculos como la yuca, el ñame, etc., y las calabazas o zapallos). Cuando una persona tiene niveles de azúcar en la sangre muy altos, es mejor limitarse a una o dos porciones (½ taza por porción) al día de estos vegetales durante las primeras semanas de este programa, para evitar que el nivel de azúcar de la sangre esté más alto de lo necesario.

Vegetales bajos en almidón (se pueden comer sin límites)
Vegetales de hoja verde (espinaca, lechuga de hoja oscura, acelga, berros, etc.)
Pimiento morrón
Pepino
Repollo
Coliflor
Brócoli
Calabacitas (calabacines, zapallitos italianos)

Tomate
Ejotes (habichuelas verdes, porotos verdes, vainitas, judías verdes, chauchas)
Apio
Cebolla
Champiñones
Palmitos
Alcachofas
Nopales (cactus)
Vegetales medianamente altos en almidón: 1 a 2 porciones al día (½ taza)
Zanahorias
Remolacha (betabel, beterraga)
Calabaza (zapallo, auyama, ayote)
Chícharos (arvejas, guisantes)

He escuchado a algunas personas recomendar el aguacate (o palta) como fuente de proteínas. La verdad es que el aguacate es muy delicioso y parte importante en la comida latinoamericana. Sin embargo, por su contenido de grasa, pudiera ser alto en calorías si se consume en altas cantidades. De hecho el aguacate contiene mucha más grasa (77%) que lo que contiene proteínas (4%). Yo recomiendo usarlo moderadamente y limitarse a la mitad de un aguacate mediano por día o menos.

A propósito de proteínas, como ya se mencionó anteriormente, a muchos diabéticos se les dice que aumenten la cantidad de alimentos altos en proteína si desean controlar sus niveles de glucosa. ¿Pero sabías que esta es una recomendación no sólo erróna, sino posiblemente peligrosa? El próximo capítulo explica esto con más detalle.

Puntos para recordar

- ✓ Los vegetales son considerados como la categoría de alimento con el nivel **más alto de *densidad nutricional***, es decir, la cantidad más alta de micronutrientes por caloría.
- ✓ Los vegetales de **hoja verde** y los vegetales **crucíferos** son los más concentrados en nutrientes beneficiosos para nuestra salud.
- ✓ Cuando no consumimos suficiente cantidad de estos nutrientes protectores, las células del cuerpo se congestionan con *productos de desecho* que son altamente dañinos.
- ✓ Cuando nuestros cuerpos se acostumbran a los niveles de sustancias tóxicas a las que estamos expuestos, esto se podría considerar prácticamente como una **adicción**, ya que se producen *malestares* al cambiar nuestra dieta.
- ✓ Lamentablemente, de acuerdo con las estadísticas, la gran parte de la dieta moderna está compuesta por alimentos que **son muy bajos en nutrientes protectores**.
- ✓ Los **alimentos procesados o refinados** y los **alimentos de origen animal** son *deficientes* en micronutrientes protectores, como antioxidantes y fitoquímicos.

- ✓ Cuando consumimos una dieta de alimentos no procesados de origen vegetal, realmente podemos **comer más cantidad** y aún así **bajar de peso** de manera natural.
- ✓ La mejor manera de consumir más verduras crudas es comer ricas ensaladas todos los días.
- ✓ Se ha descubierto que cuando los nutrientes beneficiosos vienen de **alimentos naturales** y **no** de **suplementos nutricionales**, son más efectivos para nuestra salud.
- ✓ El otro beneficio de consumir vegetales, especialmente vegetales verdes, es su alto contenido de **proteínas**.
- ✓ Los vegetales bajos en almidón se pueden consumir prácticamente sin límite.
- ✓ Cuando una persona tiene niveles de azúcar en la sangre muy altos, es mejor limitarse a una o dos porciones al día de estos vegetales medianamente altos en almidón.

Referencias

1. Liu, X., & Lv, K. (2013). Cruciferous vegetables intake is inversely associated with risk of breast cancer: A meta-analysis. *The Breast, 22*(3), 309-313.

2. Cohen, J., Kristal, A., & Stanford, J. (2000). Fruit and Vegetable Intakes and Prostate Cancer Risk. *Journal of the National Cancer Institute, 92*(1), 61-68.

CAPÍTULO 6

Paso 3. Incluye la proteína correcta

Mucha gente hoy en día se preocupa acerca de la cantidad de proteína en su dieta, específicamente, si consumen *suficiente* proteína o no. Lo que muchas personas ignoran es que la dieta moderna en realidad contiene *demasiada* proteína, como también demasiada grasa, demasiada azúcar, y demasiadas calorías en general. Estos excesos en la dieta, incluyendo el exceso de proteínas, puede dañar la salud de muchas formas.

En general, el consumo de proteínas es necesario y beneficioso, pero su beneficio en realidad depende mucho de la *fuente* de estas proteínas, como también de la *cantidad total* de proteína en la dieta. El exceso de proteínas, específicamente las que se encuentran en los alimentos de origen animal, es claramante dañino para el cuerpo. Se ha comprobado que este exceso eleva el riesgo de fallas renales, acidez en la sangre (acidosis metabólica) y otras complicaciones. Las proteínas de origen vegetal, por otro lado, son mucho más beneficiosas para el cuerpo, no dañan la salud, y su consumo es muy favorable para diabéticos y pre-diabéticos.

A pesar del concepto popular erróneo de que las proteínas animales son "superiores" y que una dieta vegetariana o semi-vegetariana es muy baja en proteínas, la verdad es que prácticamente todos los alimentos de origen vegetal contienen suficientes proteínas, excepto tal vez por alimentos muy procesados como harinas blancas, azúcar, aceite, y los alimentos elaborados con estos ingredientes, como dulces, pasteles, papas fritas, etc. Lamentablemente, la obsesión actual con las proteínas, especialmente las de origen animal (como las que se encuentran en las carnes, huevos y productos lácteos), ha sido en gran parte responsable por la epidemia de ataques al corazón y cáncer que nuestra sociedad sufre hoy en día.

Una dieta que consiste en una variedad de alimentos de origen vegetal, como granos integrales, legumbres o leguminosas, vegetales de todos tipos, nueces, semillas, y frutas, contiene más que suficientes proteínas para cualquier adulto o niño, incluyendo personas con diabetes o pre-diabetes. En otras palabras, sería casi imposible diseñar una dieta deficiente en proteínas, a menos que usáramos altas cantidades de alimentos muy procesados o una dieta demasiado baja en calorías. Los alimentos naturales, como los que acabo de mencionar, proveen una amplia cantidad de proteínas, incluyendo todos los amino ácidos escenciales para el ser humano. Nuestra preocupación principal hoy en día no debería ser si estamos consumiendo suficiente proteína en nuestra dieta, sino cuidar que no consumamos un *exceso* de proteína, particularmente proteína de origen animal.

Sin embargo, es importante notar que incluír una porción de proteínas vegetales a cada comida tiene un tremendo beneficio para personas con diabetes o prediabetes. Los alimentos naturales que contienen proteínas de origen vegetal, debido a que están combinadas con fibra como en los alimentos mencionados en el párrafo anterior, hacen que la absorción de carbohidratos sea más lenta, y por lo tanto, hacen que el azúcar de la sangre aumente de manera gradual. Sin embargo, como se mencionó anteriormente, si consumimos alimentos que contienen proteínas combinadas con grasas (como por ejemplo, las proteínas que se encuentran en alimentos de origen animal), esto más bien puede ser peligroso para la salud, en especial para un diabético. Entonces, para un mejor control y disminución de los niveles de glucosa en la sangre, la recomendación es **añadir una porción de proteína vegetales**, las cuales son bajas en grasa y altas en fibra, en cada comida.

Los alimentos altos en proteína y bajos en grasa más beneficiosos son las legumbres o leguminosas (por ejemplo, frijoles o porotos, garbanzos, lentejas, etc.). Es interesante notar que los vegetales de hoja verde y las legumbres o leguminosas contienen más proteína por caloría que las carnes[1] (parece increíble, pero ¡es verdad!). La ventaja de la proteína que se encuentra en las leguminosas y los vegetales verdes es que no sólo no es dañina para nuestro sistema, sino que además viene acompañada de otros nutrientes protectores de la salud, como los ya mencionados antioxidantes y fitoquímicos. Las proteínas de origen animal, por otro lado, son bajas en nutrientes protectores para la salud, y por lo tanto, **de calidad *más baja* que las proteínas vegetales**. Además, consumir proteínas vegetales en vez de proteínas animales ayuda a reducir los niveles de colesterol de manera muy efectiva, lo cual no se puede lograr con simplemente reducir la cantidad de grasa en la dieta. Por último, las proteínas vegetales no fomentan el crecimiento de células cancerígenas sino más bien lo inhiben, mientras que se ha comprobado que las proteínas de origen animal promueven la proliferación de células cancerígenas.[2]

Muchos de los programas para revertir la diabetes con nutrición más efectivos aconsejan añadir una porción de ***legumbres*** (como frijoles o porotos, lentejas, garbanzos, habas, etc.) por lo menos en dos comidas durante el día. Una porción equivale a media taza de legumbres o leguminosas cocidas.

Pero es importante recalcar que es mejor preparar las legumbres *sin grasa*. En el capítulo 4 se mencionó que las grasas, incluyendo los aceites más saludables como el de oliva o el de semilla de uva, hacen que las células de nuestro cuerpo sean más resistentes a la insulina. Por lo tanto, para poder revertir la diabetes o pre-diabetes efectivamente, es mejor reducir los aceites a lo mínimo y tratar de evitar por completo las grasas animales (que se encuentran en las carnes rojas, la mantequilla, la mayonesa, los quesos, etc.).

Las legumbres o leguminosas (también conocidas como "granos" en algunos países) contienen además grandes cantidades de fibra soluble y un tipo de almidón que no se digiere y que actúa como una fibra, llamado ***"almidón resistente"*.** Este tipo de almidón resiste la acción de los ácidos gástricos y las enzimas digestivas; por lo tanto, no se absorbe en el instestino delgado sino más bien pasa al colon, o intestino grueso, donde se fermenta. Al pasar por el proceso de fermentación en el intestino grueso, el almidón resistente forma un tipo de ácidos grasos especiales (denominados ácidos grasos de cadena corta) que protegen contra el cáncer al colon y ayudan a perder peso. El almidón resistente también fomenta el crecimiento de bacterias beneficiosas para el colon y, por lo tanto, se considera como un tipo de prebiótico[3]. Además de esto, el almidón resistente reduce la sensación de hambre varias horas después de haber sido consumido y, debido a que sólo una cantidad pequeña de sus calorías llegan a ser absorbidas, este tipo de almidón **no eleva** la glucosa en la sangre. Los alimentos más altos en almidón resistente y fibras solubles son los frijoles (porotos), seguidos, en orden de más a menos cantidad, por las lentejas, las arvejas (chícharos o guisantes), el maíz, la cebada, el arroz integral, el millo, y la avena integral (de copos grandes)[4].

Considerando que gran parte de los carbohidratos que se encuentran en las legumbres o leguminosas están compuestos de fibra soluble (las cuales no se absorben) y almidón resistente (del cual el cuerpo absorbe sólo una pequeña cantidad), las legumbres se pueden considerar más bien una fuente de proteína que de carbohidratos.

Por otro lado, las legumbres son extremadamente beneficiosas para personas con diabetes o pre-diabetes ya que, debido a que los carbohidratos que contienen son mayormente fibra soluble y almidón resistente, su consumo reduce la cantidad de insulina que se necesita para digerir estos carbohidratos[5]. También benefician a las personas que quieren perder de peso, y son increíblemente saludables para todos los que quieren tener una buena alimentación. Lo mejor de todo es que las legumbres o leguminosas son económicas, fáciles de almacenar y altamente nutritivas, así que son un excelente alimento para la salud del ser humano.

A pesar de los muchísimos beneficios que se pueden obtener de consumir frijoles (porotos, habichuelas) y otras legumbres, no puedo dejar de mencionar el pequeño inconveniente que su consumo puede acarrear: el aumento en la "flatulencia" o gas instestinal. La razón por la que esto sucede generalmente es porque estamos acostumbrados a consumir una dieta muy baja en fibra y las bacterias de nuestro intestino que fermentan esta fibra necesitan adaptarse cuando cambiamos nuestra dieta. Para evitar este problema, yo recomiendo comer al principio cantidades pequeñas de frijoles o de otras legumbres, es decir, una o dos cucharadas por comida, y aumentar la cantidad gradualmente para que así las bacterias en el intestino tengan suficiente tiempo para ajustarse a una cantidad mayor de fibra. También es importante masticar muy bien la comida, ya que muchos de los gases que se producen en el sistema digestivo también vienen como consecuencia de no masticar bien.

Las lentejas y garbanzos generalmente son más fáciles de digerir que los frijoles (porotos, habichuelas), así que tal vez a algunas personas les resulte mejor comenzar con ellos primero.

Los beneficios de las nueces y semillas: excelente fuente de proteínas y grasas saludables

Aparte de la calidad de las proteínas, la calidad de las grasas que consumimos en nuestra dieta también es un factor muy importante para la salud. De hecho, este factor puede hacer la diferencia entre la salud y la enfermedad. Los frutos secos oleaginosos, como las nueces y almedras, y las semillas, son una excelente fuente de proteína, pero también contienen bastante grasa, lo cual lleva a muchas personas a evitarlos completamente. Sin embargo, por su calidad nutricional, las nueces y semillas son una de las mejores fuentes de grasa y proteína que podemos consumir.

Se han realizado muchos estudios que han comprobado los muchos beneficios para la salud que se pueden obtener al consumir frutos secos oleaginosos en cantidades moderadas, especialmente los estudios llevados a cabo en la universidad de Loma Linda, California, con adventistas del séptimo día. En estos estudios se encontró que las personas que consumen frutos secos oleaginosos de manera regular obtienen más protección de enfermedades cardíacas, en especial cardiopatías isquémicas, como también menor riesgo de mortalidad por otras causas, y un aumento en la longevidad, comparadas con las personas que consumen menos o no consumen nada de nueces y semillas[6].

La mayoría de los problemas asociados al consumo de una dieta alta en grasas vienen por consumir ya sea grasas animales, que se encuentran en carnes, lacteos y huevos, o grasas hidrogenadas (también conocidas como grasas trans), las cuales se encuentran en productos elaborados con aceites vegetales a los cuales se les ha agregado hidrógeno para hacerlos más sólidos a temperatura ambiente. Los productos como las margarinas y mantecas vegetales contienen altas cantidades de grasas trans, las que también se encuentran naturalmente en concentraciones más bajas en los productos lácteos. Consumir este tipo de grasa aumenta el riesgo de varias enfermedades, incluyendo diabetes, alta presión, enfermedades cardíacas y varios tipos de cáncer.

Sin embargo, las grasas que se encuentran en los frutos secos oleaginosos y semillas son completamente diferentes. Para empezar, la mayor parte de las grasas vegetales son grasas que no están saturadas, las cuales se dividen en grasas monoinsaturadas y poliinsaturadas. Ambos tipos de grasas no saturadas tienen amplios beneficios para la salud cuando se consumen en cantidades moderadas y en su estado natural. Por otro lado, las grasas animales son mayormente grasas saturadas, las cuales pueden elevar los niveles de colesterol, disminuir la sensibilidad a la insulina y aumentar el riesgo de cáncer, entre otros peligros para la salud.

Otro beneficio de las grasas vegetales que se encuentran en las oleaginosas y las semillas es que estas no están aisladas de otros nutrientes como es el caso se los aceites. Aparte de grasas beneficiosas, las oleaginosas también contienen proteína, fibra, minerales, vitaminas, antioxidantes y fitoquímicos (como lignanos y flavonoides), todos los cuales son esenciales para una salud óptima. Los aceites, en cambio, son ***100% grasa*** y no contienen ni un otro nutriente (con la excepción de cantidades pequeñísimas de vitamina E en algunos aceites). Los aceites son extraídos y refinados, en otras palabras, consisten en grasas aisaldas, y por lo tanto son mucho más concentrados en calorías y grasas que los frutos secos oleaginosos como las nueces, almedras y semillas. Por estas razones, yo recomiendo consumir grasas no refinadas como las que se encuentran en los frutos secos oleaginosos, el aguacate (palta), las aceitunas y el coco.

Con respecto al coco, es necesario aclarar que es una de las pocas fuentes vegetales de grasa *saturada* en la dieta. Sin embargo, algunos estudios muestran que el efecto de estas grasas en el sistema cardiovascular es probablemente menos dañino que el de las grasas saturadas que provienen de animales, especialmente cuando el coco se consume en su forma más natural (la pulpa o la leche)[7,8]. Entonces, basado en esta evidencia, es mucho más recomendable consumir el coco en su forma natural que consumir el aceite de coco (a pesar de sus muchos supuestos beneficios), ya que el aceite de coco, al igual que otros aceites, también es un producto refinado muy concentrado en calorías, excesivamente alto en grasas saturadas (más que la mantequilla y la manteca de puerco), y que no contiene nada de fibra ni otros nutrientes importantes para la salud del ser humano.

Consumir una cantidad pequeña cada día de grasas saludables en su estado más natural puede tener muchos beneficios para la salud. De acuerdo con el doctor Joel Fuhrman, autor del libro *The End of Diabetes (El fin de la diabetes)*, estos son algunos de los beneficios de consumir frutos secos oleaginosos cada día para un diabético o pre-diabético[9]:

- Disminución en los niveles de azúcar en la sangre.
- Disminución en los niveles de colesterol.
- Disminución en los niveles de triglicéridos.
- Mejor proporción de colesterol malo (LDL) y colesterol bueno (HDL).
- Mayor cantidad de antioxidantes.
- Mejor absorción de los fitoquímicos que están en los vegetales.
- Mejor control de la diabetes.
- Peso más bajo.
- Una mejora más efectiva de las enfermedades coronarias.
- Prevención de arritmias cardíacas en pacientes con problemas al corazón.
- Mayor diversidad nutricional y más satisfacción con menos calorías (es decir, supresión del apetito).
- Más protección en contra del cáncer.
- Mejor masa muscular y masa ósea con la edad.

Vale la pena volver a recalcar que todos estos beneficios no significan que no habría ningún problema con comerse un kilo de nueces en una sentada mientras vemos nuestro programa favorito de televisión. La cantidad recomendada al día de frutos secos oleaginosos es de **una onza (28 gramos)** para personas con sobrepeso o sedentarias, una a dos onzas (28 a 56 gramos) para personas más activas y de peso normal, y de dos a cuatro onzas (56 a 112 gramos) para personas muy físicamente activas, atletas, o personas con peso por debajo de lo normal.

Para una persona con diabetes o pre-diabetes, las oleaginosas son un acompañamiento perfecto para un platillo de avena con frutas, o cualquier otro platillo de granos integrales. Las grasas y proteínas de los frutos secos oleaginosos hacen que el almidón de los granos integrales, y el azúcar natural de las frutas, se absorban más gradualmente. Esta absorción gradual del azúcar de los alimentos hace que la glucosa en la sangre aumente lentamente, sin alcanzar un nivel excesivamente alto. El aumento y descenso de la glucosa en la sangre se producen de manera más gradual, en vez de bruscamente como cuando consumimos azúcar procesada o harinas refinadas. Este efecto es similar al efecto de la fibra, como se mencionó en el capítulo 2.

Recordemos que cuando el azúcar de la sangre sube muy rápidamente, el páncreas se ve obligado a producir cantidades extra de insulina para poder reducir la glucosa en la sangre, lo cual puede llevar a una caída estrepitosa de los niveles de glucosa (una condición conocida como hipoglicemia). La necesidad de evitar la hipoglicemeia podría llevar a comer varias veces al día para mantener los niveles de azúcar estables. Tal vez es por su efecto moderador de los niveles de glucosa que se ha encontrado que el consumo oleaginosas 5 veces a la semana o más reduce el riesgo de desarrollar diabetes en un 27%[10].

Para sacarle mejor provecho a los frutos secos oleaginosos, es necesario consumirlos con las comidas en vez de como merienda o tentempié, ya que sus ácidos grasos ayudan a absorber mejor algunos nutrientes que se encuetran en otros alimentos, como frutas y verduras. También es mejor consumirlas crudas o sólo levemente tostadas, ya que cuando están muy tostadas se reduce la cantidad de proteínas y minerales que contienen. Aún mejor sería remojar las nueces o semillas, aunque sea por unas cuantas horas, ya que al remojarlas se activa el proceso de germinación. Por último, para que realmente sean beneficiosos, es mejor consumir los frutos secos oleaginosos sin azúcar ni sal.

¿Y las proteínas animales?

Como se ha demostrado con innumerables estudios científicos publicados en las últimas décadas, una dieta alta en proteínas animales promueve la formación de placa arterial y el desarrollo de la arterioesclerosis, y acelera el daño a los riñones en pacientes diabéticos[11,12]. Debido a que la gran mayoría de los diabéticos muere de ataques al corazón o ataques cerebrovasculares (derrame cerebral, embolia o apoplegía), consumir altas cantidades de proteínas de origen animal, como carnes, huevos, quesos u otros productos lácteos, puede ser bastante peligroso para una persona con diabetes o prediabetes.

Lamentablemente, muchas de las dietas convencionales para controlar la diabetes recomiendan precisamente un consumo más alto de proteínas, que en la gran mayoría de los casos significa proteína de origen animal. Sin embargo, muchas personas no se dan cuenta que estos alimentos proveen un ***exceso*** de proteínas que podría producir serios daños a los riñones; también son altos en colesterol y grasas saturadas que obstruyen las arterias y promueven las enfermedades cardiovasculares. Además, una dieta alta en carnes también eleva el riesgo de gota y cálculos renales.

La proteína animal incluso ***aumenta*** el riesgo de desarrollar la diabetes tipo 2. Un estudio reciente encontró que por cada 5% de aumento en el consumo de proteína animal, el riesgo de diabetes tipo 2 aumenta un 30%, mientras que las proteínas de origen vegetal no aumentan en absoluto el riesgo de diabetes[13]. La conclusión a la podemos llegar basados en esta información es que cuando un diabético consume más alimentos de origen animal y menos alimentos protectores de la salud, como vegetales y legumbres, se reducen sus posibilidades de superar la diabetes y disminuir los medicamentos que está consumiendo.

Si esto es así, entonces ¿por qué muchos "expertos" en diabetes, como médicos y dietistas que se especializan en la diabetes, siguen recomendando el consumo de más proteínas animales? ¿Por qué ellos no les hablan a sus pacientes acerca de la posibilidad de revertir la diabetes con una dieta basada en alimentos de origen vegetal? *La triste realidad es que muchos pacientes aceptan más fácilmente tomar medicinas y seguir consumiendo sus alimentos favoritos que tener que cambiar su dieta para mejorar su salud*. La mayoría de los médicos y dietistas o nutricionistas que tratan con diabéticos no creen que sus pacientes aceptarían la sugerencia de seguir una dieta prácticamente vegetariana, y piensan que no tienen el tiempo ni la capacidad de convencer a las personas para que lo intenten. Y la verdad es que hasta cierto punto tienen razón, porque como seres humanos muchos de nosotros preferimos que nos digan que podemos continuar consumiendo nuestros alimentos favoritos, y estamos dispuestos a continuar cualquier plan o régimen, aunque sea pseudo-científico, si eso significa que no tenemos cambiar nuestra dieta de manera drástica. Lamentablemente, demasiados pacientes terminan con falla renal o problemas cardíacos como consecuencia de seguir una dieta inapropiada que en muchos casos es recomendada por los que son considerados expertos.

El punto principal que tenemos que enfatizar es la importancia de la excelencia nutricional. Seguir una dieta basada en alimentos altamamente nutritivos de origen vegetal, como la que se recomienda en este libro, no sólo reduce el riesgo de diabetes e incluso ayuda a *revertir* la diabetes, sino que también reduce el colesterol, la presión arterial, puede revertir las enfermedades coronarias, previene la mayoría de los tipos de cáncer, reduce el estreñimiento, los problemas digestivos, hasta incluso el mal aliento y muchas otras condiciones más. Lamentablemente, la salud de muchos pacientes ha sido dañada por seguir las dietas convencionales altas en proteínas animales, que en muchos casos son más populares y más fáciles de seguir. Sin embargo, no necesitamos ser parte de estas estadísticas, sino que podemos escoger un mejor camino.

Si una persona siente que definitivamente necesita consumir alimentos de origen animal porque le cuesta mucho dejarlos o por cualquier otra razón, entonces yo recomiendo que sean consumidos como condimento en vez de como el elemento principal de las comidas. En ese caso sería mejor tratar de usarlos sólo para darle sabor a las comidas, pero que la mayor parte del plato siga siendo los alimentos de origen vegetal.

Para las personas que deciden incluir pequeñas cantidades de productos de origen animal, a pesar de que esto podría impedir que revirtieran la diabetes completamente, mi recomendación es que no pasen de consumir más de una o dos porciones de carne por semana (es decir, no más de 6 onzas o 170 gramos por semana), ya que una cantidad más alta puede elevar seriamente el riesgo de daño a la salud. Si se consume carne, es mejor sólo consumir carnes blancas, es decir, aves o pescado, y es mejor prepararlas sin grasa, es decir, sin freír ni agregar otras grasas, y evitar la piel del pollo.

A las personas que deciden usar productos lácteos o derivados de la leche, les recomiendo usarlos sólo en cantidades pequeñas para agregar sabor, y sólo ocasionalmente (lo máximo que recomiendo es dos veces por semana). También les recomiendo evitar el queso por completo, ya que aún las variedades más bajas en grasas contienen alrededor de un 50% de calorías que provienen de la grasa. Los quesos regulares tienen entre un 70% a un 80% de sus calorías provenientes de las grasas (en su mayoría grasas saturadas). Este es un porcentaje aún más alto de grasa que las carnes rojas. Por lo tanto, *consumir quesos podría ser aún más dañino para la salud que comer carnes rojas.*

Es bueno recalcar que el consumo de carnes u otros productos animales no es **necesario** nutricionalmente hablando, sino que sólo se menciona aquí en caso de que algunos lectores sientan que todavía no pueden dejar de consumir estos productos. Sin embargo, recordemos que mientras más productos animales agreguemos a nuestra dieta, más lento o inefectivo será el proceso de revertir la diabetes o pre-diabetes. Pero muchas veces es mejor que hacer los cambios de a poco que desanimarse pensando que estos cambios son muy difíciles de hacer. Mi recomendación sería comenzar haciendo los cambios sea posible, como comer más ensaladas, frutas y reducir las grasas, y el cuerpo se irá adaptando a un estilo de vida más saludable.

Huevos y pescado

Como ya es de amplio conocimiento, las carnes rojas son altamente dañinas para el cuerpo humano y pueden aumentar el riesgo de enfermedades cardíacas en un 50%. Este riesgo se debe no sólo a su contenido de grasas saturadas y colesterol, sino también al tipo de hierro que las carnes rojas contienen (hierro hemo), el cual produce inflamación y daño al corazón[14]. El consumo de huevos, que también son una fuente de grasas saturadas y colesterol, podría aumentar el riesgo de diabetes en un 58% y de falla al corazón en un 23% [15,16]. Incluso se ha encontrado que consumir huevos también puede redoblar el riesgo de enfermedades cardiovasculares y muerte[17], e incluso aumenta el riesgo del cáncer[18].

Incluso el consumo de pescado (que se considera como el alimento de origen animal más saludable) podría ser riesgoso para personas diabéticas o pre-diabéticas. Un estudio publicado en el año 2009 demostró que las personas que consumen pescado 5 veces por semana o más tienen 22% más riesgo de desarrollar diabetes que las personas que lo consumen menos de una vez por mes[19]. Otro asunto que necesitamos considerar es que el pescado es considerado uno de los alimentos más contaminados en la dieta debido a sus altos niveles de mercurio y otros metales pesados como plomo y cadmio, como también contaminantes químicos tales como dioxinas y otros "contaminantes orgánicos persistentes" (COP).

La razón por la cual se recomienda el consumo de pescado es porque contiene ácidos grasos omega-3, los cuales son muy beneficiosos para el corazón, reducen la inflamación, el riesgo de diabetes y proveen muchos otros beneficios. Afortunadamente, estos ácidos grasos también se pueden obtener de fuentes vegetales como las semillas de linaza (lino) y chía, las nueces, la soya, las espinacas y otros vegetales verdes, como también de ciertos tipos de algas marinas.

Entonces, ¿de dónde obtengo la vitamina B_{12}?

Muchas personas que defienden el consumo de alimentos de origen animal, o que critican las dietas basadas mayormente en alimentos de origen vegetal (como la dieta vegana), usan el argumento de que no consumir carnes ni productos animales puede llevar a una deficiencia de vitamina B_{12}.

El tema de la vitamina B_{12} es algo confuso y complicado, y muchos se aprovechan de esta confusión y falta de información para justificar un consumo de altas cantidades de alimentos de origen animal. Es cierto que los alimentos de origen vegetal generalmente no contienen vitamina B_{12}, pero esto no significa que los alimentos animales sean mejores o más adecuados para el consumo humano.

La verdad es que ni las plantas ni los animales producen vitamina B_{12}. Esta vitamina es más bien producida por **bacterias o microorganismos**, los cuales se encuentran en el sistema digestivo, especialmente el colon, de los animales mamíferos. El colon del ser humano también contiene estas bacterias que producen la vitamina B_{12}, pero esta vitamina no es absorbida en el colon, y por lo tanto no la podemos obtener directamente de nuestras propias bacterias.

Se cree que estas bacterias que producen vitamina B_{12} eran mucho más comunes en el ambiente en el pasado, por ejemplo, en el agua, y en las frutas y vegetales cultivados con abono animal. Sin embargo, debido a los avances en higiene y salud pública que han hecho que nuestro ambiente ahora sea mucho más limpio y libre de patógenos, en muchos casos las bacterias "buenas" han sido eliminadas del ambiente junto con las "malas." También, el uso generalizado de pesticidas y otros químicos en la agricultura a tenido como resultado la eliminación de muchas bacterias y microorganismos en el suelo que producen vitamina B_{12}, y esto ha hecho que esta vitamina ya no se encuentre en la tierra, ni en el agua, ni en los alimentos extraídos de la tierra como se encontraba antes.

También necesitamos considerar que la absorción de la vitamina B_{12} en el sistema digestivo es complicada y requiere varios pasos. Si hay una falla en cualquiera de estos pasos, se puede producir una deficiencia de esta vitamina, independientemente del tipo de dieta que la persona consuma. De hecho, muchas personas deficientes de vitamina B_{12} consumen más que suficiente cantidad de B_{12} en su dieta, generalmente proveniente de alimentos como carnes y otros alimentos animales, pero no la pueden absorber en su sistema y por lo tanto sufren de deficiencia. Los problemas de absorción de la vitamina B_{12} son muy comunes en personas con problemas digestivos o estomacales, personas que toman antiácidos y en personas mayores de edad.

La solución más fácil para obtener suficiente vitamina B_{12} es consumirla como suplemento nutricional. Personalmente, como nutricionista este es el único suplemento que recomiendo consumir de manera regular a personas que no consumen absolutamente ningún producto de origen animal o que tienen problemas de absorción de esta vitamina. Generalmente la vitamina B_{12} es fácil de conseguir y es de bajo costo. Si es posible, sería conveniente conseguir vitamina B_{12} sublingual (es decir, que se pone debajo de la lengua) lo cual hace que se absorba mejor y más rápidamente. También existen las inyecciones de vitamina B_{12} y suplementos en tableta (no sublinguales), que podrían ser muy efectivos. La mayor parte de la producción comercial de vitamina B_{12} se hace a partir de un proceso de fermentación usando las bacterias que la producen, y no es extraída de productos animales como muchos piensan.

La otra manera de obtener vitamina B_{12} es por medio de alimentos fortificados disponibles en el marcado, como leches vegetales, carnes vegetales, cereales fortificados y levadura nutricional. Esta manera es menos recomendable porque depende más del consumo de productos procesados industrialmente, los cuales no siempre son muy saludables para nosotros, pero podría ser una manera aceptable y confiable de obtener vitamina B_{12}.

La tercera opción es consumir pequeñas cantidades de productos animales en la dieta, aunque esta podría ser la opción menos saludable, especialmente para los que tienen alguna enfermedad avanzada y que están tratando de revertir su enfermedad. Como se mencionó anteriormente, muchas personas son deficientes de vitamina B_{12} porque no la pueden absorber correctamente, no porque no la obtienen en la dieta. La mayoría de estas personas consumen carne y otros alimentos de origen animal de manera regular. Su deficiencia generalmente se debe a problemas digestivos causados ya sea por su dieta o por el uso excesivo de antiácidos que inhiben el proceso de digestión al reprimir la producción de ácidos estomacales. En estos casos consumir más productos animales no es la solución porque de todas maneras no van a poder absorber la vitamina B_{12} correctamente. Para estas peresonas la mejor solución es tomar la vitamina B_{12} como suplemento, ya sea sublingual o inyectada.

Ahora que ya tenemos una idea de cuál es el mejor tipo de proteínas para consumir si una persona tiene diabetes o pre-diabetes, el siguiente paso es aclarar la confusión más grande que existe con respecto a la dieta para la diabetes: ¿es necesario para un diabético reducir los carbohidratos?

Puntos para recordar

✓ La gran mayoría de las personas hoy en día consume un **exceso de proteínas**, lo cual puede ser

dañino para la salud, especialmente si son proteínas de origen animal.

- ✓ Los alimentos naturales que contienen proteínas de origen **vegetal**, debido a que están combinadas con **fibra**, hacen que la absorción de carbohidratos sea más **lenta**, y por lo tanto, hacen que el azúcar de la sangre aumente de manera gradual.
- ✓ Las **legumbres** o leguminosas son una excelente fuente de proteína vegetal, especialmente para personas con diabetes o pre-diabetes, pero es necesario consumirlas **sin grasa**.
- ✓ Los **frutos secos oleaginosos** (como nueces y almendras) y las **semillas** proveen **proteínas y grasas saludables**, además de otros nutrientes beneficiosos, pero debemos consumirlos en **pequeñas cantidades**.
- ✓ Los aceites vegetales son altamente **concentrados** y **refinados** y no contienen prácticamente ningún otro nutriente aparte de la grasa; por lo tanto, es mejor **reducir** o **eliminar su uso**.
- ✓ Se ha encontrado que el consumo de **proteína animal** incluso **aumenta** el riesgo de desarrollar diabetes tipo 2.
- ✓ El consumo de **queso** podría ser aún **más peligroso** para la salud que consumir **carnes rojas**, debido a su alto contenido de **grasa**.
- ✓ El consumo de **huevos** y **pescado** también puede ser dañino para la salud y peligroso para personas con diabetes. Los ácidos grasos omega-3 que se encuentran en el pescado también se pueden

obtener de fuentes vegetales como las semillas de linaza y chia.

✓ La **vitamina B_{12}** es producida por **bacterias** y **microorganismos** que se encuentan en el colon de ciertos animales. Hoy en día ha sido eliminada en gran parte del ambiente, pero puede ser obtenida fácilmente en **suplementos** o **alimentos fortificados** sin necesidad de consumir alimentos de origen animal.

Referencias

1. Fuhrman, J. (2011). *Eat To Live* (p. 71). New York: Little, Brown and Company.

2. Campbell, T., & Campbell, T. (2005). Turning Off Cancer. In *The China study: The most comprehensive study of nutrition ever conducted and the startling implications for diet, weight loss and long-term health* (pp. 43-67). Dallas, Tex.: BenBella Books.

3. Higgins, J. (2004). Resistant starch: Metabolic effects and potential health benefits. *Journal of AOAC International, 87*(3), 761-8.

4. Fuhrman, J. (2013). *The End of Diabetes* (p. 99). New York: HarperCollins

5. Fuhrman, J. (2013). *The End of Diabetes* (p. 98). New York: HarperCollins

6. Sabaté, J. (1999). Nut consumption, vegetarian diets, ischemic heart disease risk, and all-cause mortality: Evidence from epidemiologic studies. *The American Journal of Clinical Nutrition, 70*(Suppl).

7. Lipoeto, N. I., Agus, Z., Oenzil, F., Wahlqvist, M., & Wattanapenpailboon, N. (2004). Dietary intake and the risk of coronary heart disease among the coconut-consuming Minangkabau in West Sumatra, Indonesia. *Asia Pac J Clin Nutr*, 13(4), 377-384.

8. Eyres, L., Eyres, M. F., Chisholm, A., & Brown, R. C. (2016). Coconut oil consumption and cardiovascular risk factors in humans. *Nutrition Reviews*, 74(4), 267-280. doi:10.1093/nutrit/nuw002

9. Fuhrman, J. (2013). *The End of Diabetes* (p. 110-111). New York: HarperCollins

10. Jiang, R., Manson, J., Stampfer, M., Liu, S., Willett, W., & Hu, F. (2002). Nut and Peanut Butter Consumption and Risk of Type 2 Diabetes in Women. *The Journal of the American Medical Association, 288*(20), 2554-60.

11. Kelemen, L. E. (2005). Associations of Dietary Protein with Disease and Mortality in a Prospective Study of Postmenopausal Women. *American Journal of Epidemiology*, 161(3), 239-249.

12. Knight, E. L., Stampfer, M. J., Hankinson, S. E., Spiegelman, D., & Curhan, G. C. (2003). The Impact of Protein Intake on Renal Function Decline in Women with Normal Renal Function or Mild Renal Insufficiency. *Annals of Internal Medicine*, 138(6), 460.

13. Sluijs, I., Beulens, J. W., A, D. L., Spijkerman, A. M., Grobbee, D. E., & Schouw, Y. T. (2009). Dietary Intake of Total, Animal, and Vegetable Protein and Risk of Type 2 Diabetes in the European Prospective Investigation into Cancer and Nutrition (EPIC)-NL Study. *Diabetes Care*, 33(1), 43-48.

14. Qi, L., Dam, R., Rexrode, K., & Hu, F. (2007). Heme Iron From Diet as a Risk Factor for Coronary Heart Disease in Women With Type 2 Diabetes. *Diabetes Care, 30*(1), 101-106.

15. Djousse, L., Gaziano, J., Buring, J., & Lee, I. (2008). Egg Consumption and Risk of Type 2 Diabetes in Men and Women. *Diabetes Care, 32*(2), 295-300.

16. Nettleton, J., Steffen, L., Loehr, L., Rosamond, W., & Folsom, A. (2008). Incident Heart Failure Is Associated with Lower Whole-Grain Intake and Greater High-Fat Dairy and Egg Intake in the Atherosclerosis Risk in Communities (ARIC) Study. *Journal of the American Dietetic Association, 108*(11), 1881-1887.

17. Hu, F., Stampfer, M., & Rimm, E. (1999). A Prospective Study of Egg Consumption and Risk of Cardiovascular Disease in Men and Women. *The Journal of the American Medical Association, 281*(15), 1387-1394.

18. Richman, E., Kenfield, S., Stampfer, M., Giovannucci, E., & Chan, J. (2011). Egg, Red Meat, and Poultry Intake and Risk of Lethal Prostate Cancer in the Prostate-Specific Antigen-Era: Incidence and Survival. *Cancer Prevention Research, 4*(12), 2110-2121.

19. Kaushik, M., Mozaffarian, D., Spiegelman, D., Manson, J., Willett, W., & Hu, F. (2009). Long-chain omega-3 fatty acids, fish intake, and the risk of type 2 diabetes mellitus. *American Journal of Clinical Nutrition, 90*(3), 613-620.

CAPÍTULO 7

Paso #4: Considera la calidad y cantidad de carbohidratos

La mayoría de las personas con diabetes, prediabetes, y el público en general han oído a doctores, nutricionistas, dietistas o páginas en internet que recomiendan "reducir" o "eliminar los carbohidratos". De hecho, los alimentos altos en carbohidratos y azúcar generalmente son los más "temidos" por los diabéticos y por muchas personas que creen erróneamente que los todos carbohidratos "engordan". Sin embargo, la realidad es que el asunto es mucho más complejo, ya que existen varios tipos de carbohidratos. Algunos de ellos son saludables, pero otros definitivamente no lo son. Lamentablemente, cuando se habla de reducir o eliminar los carbohidratos, la mayoría de las veces no se hace distinción entre los carbohidratos saludables y los dañinos, y por esto la gente se confunde y termina eliminando alimentos que son muy saludables y, en algunos casos, necesarios.

Los carbohidratos (o hidratos de carbono) son básicamente moléculas de azúcar, algunas de las cuales componen cadenas cortas (carbohidratos simples) y otras que son cadenas largas (carbohidratos complejos). Los carbohidratos simples son los que comúnmente conocemos como **azúcares,** ya que tienen un sabor dulce, tales como la glucosa, fructosa, sacarosa y lactosa. Estos carbohidratos se encuentran de manera natural en las frutas, la miel, néctar de agave, etc., pero también pueden ser aislados en procesos industriales, como en el caso del azúcar de mesa (o azúcar refinada).

Los carbohidratos complejos también se conocen más comúnmente como **almidones**, aunque también hay otros como las fibras. Los almidones generalmente no son dulces, pero, así como el azúcar, podrían elevar la glucosa en la sangre en algunos casos. Los almidones se encuentran de manera natural en los granos integrales como trigo, avena, maíz y arroz, y productos elaborados con ellos, como panes y tortillas, pastas, y cereales preparados. Otra fuente importante de almidones son los tubérculos como la papa, el camote, boniato o batata, la yuca, el ñame y la malanga. Las legumbres o leguminosas (como los frijoles y las lentejas) también contienen cierta cantidad de almidón.

La confusión comienza cuando consideramos todos los carbohidratos como iguales, ya que claramente no lo son. No sólo tenemos la distinción entre los carbohidratos simples y los complejos como acabamos de ver, sino que también tenemos la distinción de carbohidratos **na-**

turales o ***no procesados***, y carbohidratos **refinados *o procesados***.

Para una buena salud, los carbohidratos que necesitamos evitar son los que son *refinados o procesados*, porque estos son los que realmente pueden hacer daño a la salud. Recuerda que los alimentos procesados han sido alterados y ya no están en el estado que los encontramos en la naturaleza. Son precisamente estas alteraciones que los alimentos sufren en el procesamiento lo que los hace dañinos, ya que pierden muchos de sus nutrientes y casi toda la fibra. Los carbohidratos refinados o procesados incluyen todo tipo de azúcar refinada, harinas blancas, arroz blanco, y otros productos refinados, y todos los productos elaborados con ellos, incluyendo pan blanco, pasteles, galletas, pastas o fideos de harina blanca, fideos de arroz blanco, cereales refinados, etc.

Efectos de los carbohidratos procesados

Los productos elaborados con harinas blancas pueden subir la glucosa en la sangre de manera *muy similar* al azúcar de mesa. Este aumento de la glucosa en la sangre sobrecarga al páncreas, el cual tiene que producir una cantidad extraordinaria de insulina para poder reducir el nivel elevado de glucosa en la sangre. Como si esto no fuera suficiente, la insulina producida por el páncreas no sólo reduce la glucosa en la sangre, sino también ***favorece la acumulación de grasa*** en el cuerpo. Es decir, mientras más altos sean los niveles de insulina en el cuerpo, más grasa tendemos a acumular, y más podríamos subir de peso.

Mientras más subimos de peso, más grasa se acumula en las células del cuerpo, más resistente son esas células a la acción de la insulina y más insulina tenemos que producir, lo cual hace que la diabetes empeore y que subamos aun más de peso. Así comienza un ciclo interminable de alta insulina y aumento de peso, el cual hace que la diabetes empeore más y más. La única manera de cortar el ciclo es tomar los pasos necesarios para reducir la resistencia a la insulina y evitar los alimentos que hagan subir el azúcar exageradamente, incluyendo las harinas blancas y el azúcar.

Los carbohidratos refinados no solamente suben el azúcar de la sangre en los diabéticos y pre-diabéticos, sino también pueden afectar el colesterol y los trigicéridos[1,2], y pueden aumentar el riesgo de cáncer[3]. Entonces ¿por qué los consumimos tanto en nuestra sociedad moderna? La razón tal vez es porque este tipo de carbohidratos podría ser tan adictivo como una droga. El azúcar en particular puede estimular los mismos receptores en el cerebro que ciertas drogas (estos receptores se llaman *receptores opiáceos*). Por eso en el año 2008, investigadores de la universidad de Princeton reportaron que el azúcar puede ser tan adictiva como la heroína y la cocaína[4].

Por otro lado, los alimentos que contienen carbohidratos naturales, es decir que **no están refinados ni procesados, *NO son perjudiciales*** para diabéticos o prediabéticos. Más bien es lo contrario, ya que estos alimentos pudieran ser muy **beneficiosos**. Por ejemplo, un estudio de la universidad de Harvard encontró que reemplazar sólo 50 gramos de arroz blanco por arroz integral (lo cual es sólo un tercio de una porción) reduce el riesgo de diabetes en un 16%, y reemplazarlo con otros granos integrales resultó una reducción de 36% en el riesgo de diabetes[5].

Los beneficios de la fibra

Los granos o cereales integrales como el trigo integral, la avena, la cebada, el arroz integral, el maíz, el millo y otros contienen excelentes cantidades de fibra, especialmente fibra soluble, la cual no sólo ayuda con la digestión, sino también ayuda a hacer más lenta la absorción de la glucosa en la sangre y a reducir los niveles de colesterol. Los granos integrales no son los únicos que contienen fibra soluble, sino que las legumbres o leguminosas contienen cantidades aun más altas de fibra soluble que los granos integrales. Además, como dijimos en el capítulo anterior, las legumbres también contienen altas cantidades de un tipo de almidón que no se digiere, llamado "almidón resistente" (ver el capítulo 6 para más información). Por eso es tan importante añadir tanto granos integrales, como también legumbres o leguminosas, a la dieta diaria de un diabético o pre-diabético.

También es bueno aclarar que los granos integrales "intactos" son mejores para los diabéticos y para personas con sobrepeso que las harinas elaboradas de estos granos. Por ejemplo, sería mejor consumir un plato de cebada cocida que un pan hecho con harina de cebada, aunque sea integral. La razón es que mientras más molido esté un grano o cereal integral, más rápido se digiere, y más rápido se elevan los niveles de glucosa en la corriente sanguínea.

En terminos más técnicos, esto significa que el índice glicémico de las harinas es más alto que el de los cereales que están intactos (para más información del índice glicémico, lee la sección titulada "El índice glicémico y su importancia para los diabéticos" en el capítulo 4). Por eso la avena de hojuela grande, a veces llamada avena "integral", es mejor que la avena instantánea o que la avena molida, ya que sus fibras están más intactas y por lo tanto su digestión y absorción es más lenta. Para diabéticos y prediabéticos, esto es mucho mejor.

De la misma manera, con respecto a la harina integral, ya sea de trigo o de otro grano, sería aún mejor para un diabético consumir el trigo entero en vez de la harina o los alimentos producidos con harina de trigo. La harina de trigo generalmente es un producto altamente pulverizado, y por lo tanto se absorbe mucho más rápidamente que el grano intacto, lo cual hace que la glucosa en la sangre aumente más rápidamente. En otras palabras, es preferible para un diabético consumir el trigo entero intacto en vez de harina de trigo integral.

Habiendo dicho esto, obviamente es mucho mejor consumir un pedazo de pan integral que un pedazo de pan blanco. El pan blanco no sólo está elaborado con harina altamemente pulverizada, sino que prácticamente *toda la fibra* ha sido extraída en el proceso de refinamiento de la harina, así como también la mayor parte de sus minerales, vitaminas y antioxidantes.

Ahora bien, esto no significa que las personas diabéticas no puedan consumir pan o tortillas. Las personas diabéticas o pre-diabéticas **sí** pueden consumir pan integral, tortillas de maíz o pastas integrales si lo desean, pero sería mejor consumir estos productos de manera moderada por lo menos hasta que los niveles de glucosa en la sangre estén bien controlados (es decir, unas dos o tres porciones al día como máximo).

Si los niveles de glucosa en la sangre están demasiado altos, para algunas personas es beneficioso eliminar completamente los granos o cereales y los vegetales altos en almidón (como las papas y el maíz) por las primeras dos semanas de este programa. Esto ayuda para que los niveles de glucosa se normalicen más rápidamente y la persona pueda comenzar a controlar su diabetes más efectivamente. Otra estrategia beneficiosa en estos casos es consumir una cena liviana, como solamente caldo de verduras o ensalada, por las primeras dos semanas. Una vez que los niveles estén más controlados y que la persona lleve un buen tiempo incorporando más ejercicio a su rutina, el proceso de la diabetes (es decir, *la resistencia a la insulina*) se comenzará a revertir, y se podrán volver a agregar gradualmente estos alimentos en la dieta sin sufrir consecuencias negativas.

Cantidades recomendadas de carbohidratos

Con respecto a los alimentos altos en almidones, yo recomiendo comenzar con **un promedio máximo de siete porciones por día.** Esta cantidad es sólo un promedio, y es suficiente para la mayoría de los adultos, excepto tal vez para los que son muy físicamente activos. Algunas personas que son bajas de estatura, que tienen poca actividad física o el metabolismo bajo, podrán consumir una cantidad mucho menor sin ningún problema y, de hecho, tal vez esto sería mucho mejor para ellos. En la tabla 1 se encuentran las cantidades que equivalen a una porción.

Es muy necesario recalcar que las personas con diabetes o pre-diabetes deben tener un cuidado especial de consumir sólo carbohidratos que sean altos en fibra. Los alimentos altos en almidón que también son altos en fibra son los que están mencionados en la tabla 1. Los productos elaborados con granos refinados o procesados, como harinas blancas, pan blanco, galletas, pasteles, arroz blanco, y cualquier cosa que contenga azúcar, ***no son recomendables*** porque su efecto en la salud es muy dañino.

Alimentos altos en almdidones y altos en fibra	Equivalente de una porción
Arroz integral	⅓ taza
Fideos (o pastas) integrales	½ taza
Pan 100% integral	1 rebanada
Tortilla de maíz	1 tortilla mediana
Tortilla de harina de trigo	½ tortilla mediana
Cereales prefabricados para desayuno (3 gr. de fibra o más por porción)	1 taza
Avena cocida (no espesa, es decir, como "atole")	1 taza
Avena cocida (espesa)	½ taza
Papa con cáscara	1 pequeña
Camote cocido (boniato, batata, ñame)	½ taza
Maíz fresco (elote, choclo)	½ taza
Otros granos (cereales) integrales cocidos: quinoa, amaranto, millo, cebada, etc.	½ taza

Tabla 1 – Equivalentes de porciones de almidón

Las frutas en la dieta para la diabetes

Uno de los mitos más comunes con respecto a la diabetes es que las personas diabéticas deberían evitar consumir mucha fruta porque la fruta “tiene mucha azúcar”. Sin embargo, cuando realmente comprendemos que la raíz del problema de diabetes es la resistencia a la insulina y no necesariamente comer mucha azúcar (aunque obviamente esto empeora el problema), y que esta resistencia a la insulina es causada más que nada por el exceso de peso o el exceso de grasa en la dieta, nos damos cuenta que restringir la fruta es *completamente innecesario*.

De hecho, un estudio realizado en Dinamarca confirmó exactamente eso. En este estudio se dividió un grupo de diabéticos en dos. A uno de los grupos se le dijo que comieran un *mínimo* de dos frutas al día (es decir que podían comer más si deseaban), mientras que al otro grupo se le dijo que consumieran un *máximo* de dos frutas por día, y no más. Después de 12 semanas de este tratamiento nutricional, no hubo **ninguna diferencia** entre los dos grupos con respecto a sus niveles de glucosa en la sangre o cantidad de peso que habían perdido. Es decir, restringir el consumo de fruta no tuvo ***ningún beneficio,*** en comparación con el grupo que consumió más fruta. En su conclusión, los investigadores recomendaron **no restringir** el consumo de fruta en personas con diabetes tipo 2[6].

En otro estudio realizado en Finlandia, se encontró que consumir fresas (frutillas) u otros frutos rojos del bosque (o bayas), como moras, arándanos, frambuesas, etc., puede ayudar a mejorar el metabolismo de la glucosa y evitar el exceso de azúcar e insulina en la sangre[7]. Por último, otro estudio concluyó que consumir cantidades pequeñas de fructosa (como la que se encuentra naturalmente en las frutas) más bien puede tener un efecto **beneficioso** en el control de glucosa en la sangre; por lo tanto, consumir una fruta con cada comida probablemente reduce, en vez de aumentar, el índice glicémico de las comidas[8].

Como vemos, la ciencia nos ha mostrado que el mito de que la fruta es dañina para los diabéticos es completamente falso. Una persona con diabetes o pre-diabetes definitivamente puede consumir fruta. De hecho, yo le recomiendaría que consumiera *por lo menos* dos frutas al día. Pero también considero que es mejor que la fruta sea **combinada con una porción de alimentos con proteína vegetal** para ayudar aún más al control de la glucosa después de las comidas (ver el capítulo anterior para saber qué alimentos altos en fibra contienen proteína vegetal).

Tambien necesito aclarar que lo que yo recomiendo es que, por lo menos al principio, las personas con diabetes se limiten a consumir sólo frutas **enteras**, es decir, *no licuadas ni en jugo*. Esto permite que la fibra de la fruta esté **intacta** y por lo tanto sea mucho más beneficiosa para personas con diabetes. Una vez que la diabetes esté bien controlada y los niveles de glucosa estén normales, tal vez un diabético pueda intentar consumir la fruta licuada si la tolera bien. Lo que yo **definitivamente no recomiendo** es hacer *jugos de fruta* en los cuales se elimina la fibra (o beber jugos de fruta comerciales). Los jugos de fruta, ya sean comerciales o hechos en casa, contienen una concentración de azúcar más alta de la que se encuentra en las frutas pero sin el beneficio crucial de la fibra que naturalmente se encuentra en las frutas enteras. Además, para hacer las cosas peor, muchos jugos comerciales contienen azúcar añadida, lo cual es todavía más dañino.

Las frutas secas como las pasas, las ciruelas secas o los dátiles, también son más concentradas en azúcar que la fruta fresca, pero tienen el beneficio de que *sí tienen fibra*. Por lo tanto, yo recomiendo que usarlas sólo para darle sabor a las recetas y que sean usadas en cantidades mínimas (máximo ¼ de taza por día).

Comer entre comidas o comidas pequeñas

Otra recomendación muy común dada a los diabéticos es que coman comidas pequeñas cada dos o tres horas en vez de comidas normales tres veces al día. Esta práctica supuestamente ayuda a evitar las grandes alzas en los niveles de glucosa que vienen después de consumir una comida "grande" y ayuda a mantener la glucosa en la sangre a niveles más moderados a través del día. La verdad es que esta recomendación tiene mucho sentido para las personas que consumen la dieta **convencional** que **típicamente** se recomienda a los diabeticos, la cual es tristemente pobre en fibra.

Recuerdo que una vez tuve una paciente que vino a verme a la clínica donde yo trabajaba después de haber sido atendida en el hospital por causa de su diabetes. Cuando ella me mostró los registros de lo que había comido en los últimos días, pude ver que sus comidas y bocadillos consistían en las comidas típicamente recomendadas a los diabéticos, con cantidades limitadas de carbohidratos (sin importar si estos alimentos tienen fibra o no) y acompañadas de proteínas animales (sin importar si estos alimentos son altos en grasas o no).

Una de las comidas de esta señora consistía en galletas saladas y salchichas. Otra comida estaba compuesta por claras de huevo con pan tostado (pan blanco, por supuesto). Un almuerzo típico para ella era un sándwich de pavo con queso, lechuga y tomate.

Con comidas como estas, *¡claro que una persona va a necesitar comer a cada rato!* En primer lugar, la falta de fibra hace que la glucosa en los alimentos se absorba rápidamente y que, por lo tanto, los niveles de azúcar en la sangre aumenten de manera muy rápida. Esto hace que el páncreas tenga que producir insulina más rápidamente para poder reducir este exceso de glucosa en la sangre, lo cual lleva a que el nivel de glucosa pueda posteriormente ***bajar muy rápidamente*** (ver capítulo 2, gráfica 1). Esto puede llevar a sentir hambre más pronto, e incluso a llegar a sentir síntomas de hipoglicemia (temblor, sudor, etc.). Además, la falta de fibra hace que los alimentos tengan *menos volumen* y, por lo tanto, que nos *de hambre más rápidamente* porque el estómago está más vacío en comparación con una comida en la que predominan los alimentos altos en fibra. Por lo tanto, si una persona consume una dieta baja en fibra, por supuesto que va a tener que comer más seguido para evitar el hambre y los niveles bajos de azúcar en la sangre (hipoglicema).

Sin embargo, cuando consumimos una dieta apropiada con alimentos naturalmente altos en fibra, ocurre todo lo contrario. La fibra de esos alimentos hace que el azúcar en la sangre se absorba y aumente de manera más gradual, y que después disminuya de manera más gradual también, evitando así los altos y bajos más pronunciados que se ven con una dieta baja en fibra. La fibra también provee *volumen* a los alimentos, lo cual hace que nuestro estómago se llene con menos calorías.

Entonces podemos concluír que comer entre comidas es simplemente ***innecesario*** cuando nuestra dieta es suficientemente alta en fibra. De hecho, comer entre comidas para prevenir la hipoglicemia causada por exceso de medicamentos que la persona pueda estar tomando podría ser una señal de un tratamiento completamente ***inadecuado***. En estos casos sería mejor reducir la dosis de medicamento para evitar los episodios de hipoglicemia en vez de comer más bocadillos entre comidas. Controlar los niveles de azúcar en la sangre haciendo los cambios adecuados en la dieta es mucho más efectivo y seguro que usar un exceso de medicamentos que, después de todo, no llegan a la raíz del problema.

Puntos para recordar

- ✓ No todos los alimentos con **carbohidratos** son iguales ya que algunos son saludables y otros no.
- ✓ Para una buena salud, los carbohidratos que necesitamos evitar son los que son ***refinados o procesados***.
- ✓ El consumo de **carbohidratos refinados** hace que aumenten los niveles de glucosa más de lo normal, lo cual hace que aumente la producción de **insulina** más de lo normal.

- ✓ El **exceso de insulina** puede provocar **aumento de peso**, lo cual puede llevar o empeorar la ***resistencia a la insulina***.
- ✓ Reemplazar los carbohidratos refinados por granos integrales puede ***reducir el riesgo de diabetes***.
- ✓ Es mejor consumir los **granos integrales** en su forma más intacta si es posible.
- ✓ Para mejores resultados, es mejor limitarse a ***siete porciones*** de carbohidratos por día o menos.
- ✓ Los diabéticos ***no necesitan restringir*** el consumo de **fruta** en su estado más natural, aunque es mejor consumirla junto con proteína vegetal para mayor beneficio.
- ✓ El **jugo** de fruta ***no es recomendado*** para diabéticos o pre-diabéticos.
- ✓ El consumo de seis comidas pequeñas o de bocados entre comidas **no es necesario** cuando se consume una dieta adecuada con suficientes cantidades de ***fibra***.

Referencias

1. Welsh, J., Sharma, A., Abramson, J., Vaccarino, V., Gillespie, C., & Vos, M. (2010). Caloric Sweetener Consumption and Dyslipidemia Among US Adults. *JAMA: The Journal of the American Medical Association, 303*(15), 1490-1497.

2. Ma, Y., Li, Y., Chiriboga, D., Olendzki, B., Hebert, J., Li, W., ... Ockene, I. (2006). Association between Carbohydrate Intake and Serum Lipids. *Journal of the American College of Nutrition, 25*(2), 155-163.

3. Romieu, I., Lazcano-Ponce, E., Sanchez-Zamorano, L., Willet, W., & Hernandez-Avila, M. (2004). Carbohydrates and the Risk of Breast Cancer among Mexican Women. *Cancer Epidemiology, Biomarkers and Prevention, 13*(8), 1283-9.

4. Avena, N., Rada, P., & Hoebel, B. (2007). Evidence For Sugar Addiction: Behavioral And Neurochemical Effects Of Intermittent, Excessive Sugar Intake. *Neuroscience & Biobehavioral Reviews, 32*(1), 20-39.

5. Sun, Q., Spiegelman, D., Dam, R., Holmes, M., Malik, V., Willett, W., & Hu, F. (2010). White Rice, Brown Rice, and Risk of Type 2 Diabetes in US Men and Women. *Archives of Internal Medicine, 170*(11), 961-969.

6. Christensen, A., Viggers, L., Hasselström, K., & Gregersen, S. (2013). Effect of fruit restriction on glycemic control in patients with type 2 diabetes – a randomized trial. *Nutrition Journal Nutr J, 12*(29). doi:10.1186/1475-2891-12-29.

7. Torronen, R., Kolehmainen, M., Sarkkinen, E., Poutanen, K., Mykkanen, H., & Niskanen, L. (2013). Berries Reduce Postprandial Insulin Responses to Wheat and Rye Breads in Healthy Women. *Journal of Nutrition, 143*(4), 430-436. doi:10.3945/jn.112.169771

8. Sievenpiper, J., Chiavaroli, L., Souza, R., Mirrahimi, A., Cozma, A., Ha, V., . . . Jenkins, D. (2012). 'Catalytic' doses of fructose may benefit glycaemic control without harming cardiometabolic risk factors: A small meta-analysis of randomised controlled feeding trials. *British Journal of Nutrition Br J Nutr, 108*(3), 418-423. doi:10.1017/S000711451200013X

CAPÍTULO 8

Paso #5: Mueve tu cuerpo

Ya se ha mencionado mucho acerca de la alimentación y su relación con la diabetes, pero la salud depende de muchos otros factores aparte de la dieta. Tal vez la dieta sea el factor más importante por el hecho que comemos tres veces al día o más todos los días, pero definitivamente existen otros aspectos de nuestro estilo de vida que tenemos que considerar si queremos alcanzar una salud óptima o si queremos revertir enfermedades crónicas como la diabetes tipo 2.

Uno de esos aspectos a considerar, y tal vez el más importante después de la dieta, es la actividad física. La verdad es que no se puede discutir que el cuerpo humano fue hecho para moverse. De hecho, a través de la historia, la mayoría de los seres humanos siempre tuvieron que mover sus cuerpos como parte del diario vivir.

Si pudiéramos transportarnos en la imaginación a alguna aldea rural en algún lugar del mundo hace 50, 100, 200, 300 o 1,000 años atrás, hubiéramos visto más o menos lo mismo. Personas relativamente humildes trabajando duramente para subsistir, cultivando sus propios alimentos, transportando leña, materiales de trabajo, o ropa para lavar en el río, utilizando sus cuerpos, incluyendo sus músculos, y caminando grandes distancias casi todos los días. ¡Y podríamos decir que esta es todavía la realidad en muchas partes del mundo!

Sin embargo, con los adelantos económicos, industriales y tecnológicos que ha alcanzado nuestra sociedad moderna, la necesidad de usar nuestros cuerpos para trabajar y ganarnos la vida ha disminuído considerablemente. De hecho, muchos de nosotros tenemos trabajos que son completamente *sedentarios*, es decir, que podemos hacer sentados (o tal vez parados) todo el día, sin gran necesidad de hacer esfuerzo físico.

Aunque todavía hay lugares en el mundo donde la gente camina bastante, en promedio hoy la mayoría de las personas caminan mucho menos, especialmente en países desarrollados. Mucha gente hoy en día más bien utiliza automóviles u otros métodos de transportación que requieren poco esfuerzo. Antes la gente cultivaba la gran mayoría de sus propios alimentos; ahora los compramos en un supermercado o en la tienda de la esquina. Antes la gente lavaba la ropa a mano, incluso tenían que ir a un río o arroyo para lavarla; ahora tenemos convenientes máquinas que hacen ese trabajo por nosotros y lo único que necesitamos hacer es apretar un botón. Antes la gente tenía que cortar leña o salir a buscarla en el bosque o en el monte; ahora, con sólo mover una perilla o apretar un botón, podemos cocinar o calentar cualquier alimento que almacenemos en nuestros magníficos refrigeradores (nevera), sin necesidad de hacer un fuego, ¡y mucho menos de salir a cazar todos los días!

Entonces, fácilmente nos podemos dar cuenta de cómo los avances tecnológicos han eliminado la necesidad de actividad física en el diario vivir. Con esto no estoy diciendo que todos deberíamos volver a lavar la ropa en el río o que tenemos que salir a cortar los árboles del vecindario para cocinar o calentar nuestras casas. Pero lo que sí estoy diciendo es que toda esta actividad física que nuestros antepasados obtenían *automáticamente* en su diario vivir, ahora nosotros tenemos que ***agregar*** a nuestra rutina diaria de manera *intencional*. Claro, es una gran bendición que ahora tengamos todos estos avances tecnológicos que nos hacen la vida más fácil, pero con esa bendición también vino la disminución de la cantidad de ejercicio que hacemos, y esto ha tenido consecuencias muy graves en nuestra salud.

El otro aspecto que a veces nos cuesta comprender es que nuestros cuerpos están diseñados para moverse **diariamente.** Cuando las personas me preguntan cuántas veces a la semana debieran hacer ejercicio, pareciera que la respuesta que ellos están esperando de mí fuera "media hora unas tres o cuatro veces por semana". Entonces, cuando les digo que el ejercicio debería ser diario y que media hora tal vez sea insuficiente para los que pueden hacer más, creo que muchos se desilusionan un poco, o tal vez piensan que eso es mucho para ellos.

De hecho, una vez un señor que yo conozco, que por cierto estaba bastante gordito, me pidió si le podía hacer una dieta para bajar de peso. Yo le respondí que claro que sí, que estaba dispuesta a ayudarle. Pero él después me dijo: "Sí, ¡pero que con esa dieta yo no tenga que hacer *nada* de ejercicio!" Le tuve que explicar a este señor que eso en realidad no sería muy buena idea porque sin ejercicio nuestra salud se va a deteriorar tarde o temprano.

Los beneficios del ejercicio son muchísimos como para poder describir en detalle en este libro. Tal vez uno de los beneficios más importantes para personas con diabetes y pre-diabetes es su efecto en el sistema cardiovascular, ya que fortalece el corazón y ayuda a reducir la presión arterial. El ejercicio también ayuda a combatir la depresión y la ansiedad, mejora la calidad del sueño, fortalece el sistema inmune y ayuda a prevenir el cáncer, entre muchas otras cosas. El otro beneficio importante del ejercicio con respecto a la diabetes es su efecto en el peso y el metabolismo. Sin este factor crucial, es muy difícil que una persona pueda llegar superar completamente la resistencia a la insulina y así decirle adiós a la diabetes.

El ejercicio y la pérdida de peso

Para muchos diabéticos el sobrepeso es un gran problema. De hecho, en un gran porcentaje de los casos la diabetes y el sobrepeso vienen de la mano, y muchos diabéticos podrían revertir o por lo menos controlar su enfermedad sólo con bajar de peso. Por eso sería bueno que las personas con sobrepeso pusieran atención especial a esta sección.

La verdad es que para bajar de peso, la dieta es más importante que el ejercicio, ya que la cantidad de calorías que podemos quemar con el ejercicio es muy limitada en comparación con las gigantescas cantidades de calorías que contiene la "comida chatarra."

Por ejemplo, sabemos que al caminar a velocidad moderada, un adulto puede quemar un *promedio* de alrededor de 100 calorías por milla (1,6 km). Digo promedio porque las cantidades varían mucho de persona a persona y dependen también de la velocidad de la caminata y otros factores. Pero menciono esta cantidad para darnos una idea general. Ahora bien, si una persona come en un restaurante de comida rápida y ordena una hamburguesa, papas fritas y una soda (refresco o bebida gaseosa) tamaño extra grande, ¡esa comida podría contener fácilmente entre 600 a 1,000 calorías! Ahora pensemos cuántas millas tendríamos que caminar para quemar esa comida: entre 6 a 10 millas, o entre 10 a 16 kilómetros... ¡sólo para quemar una comida! Y si a esto agregamos otras dos comidas altas en calorías, como donuts para el desayuno y pizza para la cena, nos damos cuenta que tendríamos que ser corredores de maratones para quemar tantas calorías.

Por esto es que sólo hacer ejercicio sin cambiar nuestra dieta radicalmente en la mayoría de los casos no es suficiente para bajar de peso y mejorar nuestra salud. Comer una dieta saludable, como la que explicamos en los capítulos anteriores, es mucho más fácil que caminar o correr (o andar en bicicleta, o nadar) todas las millas que sería necesario para quemar el superávit de calorías que provee una mala dieta. Entonces podemos concluir que la dieta debe ser lo primero que debemos enfocarnos.

Pero habiendo dicho, también es *muy importante* que comprendamos lo siguiente: sin ejercicio tal vez una persona pueda bajar de peso, pero es muy difícil ***mantener*** un peso más bajo con sólo un cambio de dieta. Es decir, una dieta saludable nos puede ayudar a ***bajar*** de peso, pero hacer ejercicio nos ayuda a ***mantener*** el peso ideal.

El ejercicio y el metabolismo

La razón por la cual el ejercicio nos a ayuda a mantener un peso más saludable es muy sencilla. Cuando una persona baja de peso rápidamente, en la mayoría de los casos no pierde sólo grasa, sino también masa muscular y agua. Pero las cantidades de grasa, masa muscular y agua que una persona pierde dependen grandemente de la cantidad de ejercicio que haga.

Por ejemplo, cuando hacemos dietas bajas en calorías para bajar de peso lo más probable es que si logramos bajar de peso de manera rápida y sin ejercicio para mantener los músculos, casi todo lo que vamos a perder va a ser agua y masa muscular. Después de bajar de peso el metabolismo se reduce de manera importante debido a la pérdida de masa muscular, ya que el tejido muscular es mucho más metabólicamente activo que la grasa. Por lo tanto, al perder músculo, el metabolismo se hace más lento y la persona gasta menos calorías que antes. Podríamos decir que el metabolismo es como el motor del cuerpo: si el metaboslimo es lento la persona usa menos combustible (calorías) a través del día.

Lo malo de las dietas bajas en calorías para bajar de peso es que son insostenibles. Tarde o temprano el cuerpo se "rebela" y comienza a pedir comida a gritos. En otras palabras, tarde o temprano a la persona le da hambre con una intensidad que no puede soportar más, y vuelve a comer de manera normal o incluso más. Lo triste de esto es que si para entonces el metabolismo se está más lento y la persona gasta menos calorías, cuando vuelve a comer de manera "normal" (como comías antes), esas calorías resultan ser mucho más de lo que el cuerpo necesita, y la persona recupera todo el peso que perdió y en muchos casos incluso más. El resultado es que cuando sube de peso después de la dieta, la persona está en peor condición física que antes de comenzarla.

Al hacer ejercicio, esta situación se puede evitar en gran medida. En primer lugar, yo no recomiendo hacer dietas de bajas calorías (menos de 1,200 calorías al día), sino más bien cambiar la **calidad** de los alimentos que comemos, para poder así comer más volumen de alimentos sin subir de peso. De hecho, incluso es posible comer más y aún así bajar de peso si comemos los alimentos correctos.

En segundo lugar, hay cierto tipo de ejercicio que nos permite mantener el metabolismo y no perder masa muscular cuando bajamos de peso. Esto nos ayuda a quemar más grasa, de manera más gradual, y también hace que la pérdida de peso sea más **permanente.** Este tipo de ejercicio será explicado con más detalle en el próximo capítulo, pero por ahora veamos cuáles son los beneficios del ejercicio en general para una persona con diabetes.

El ejercicio y la diabetes

Si tenemos diabetes o pre-diabetes y comenzamos a hacer algún tipo de actividad física, las células de nuestro cuerpo comienzan a utilizar la energía acumulada en las células que estaba causando la **resistencia a la insulina,** que, como ya sabemos, es la causa de la diabetes y la prediabetes (ver capítulo 1). En otras palabras, el ejercicio físico hace que las células se hagan más sensibles a la insulina y puedan utilizar mejor la glucosa en la sangre. Si combinamos esta acción del ejercicio con la dieta correcta, ¡la diabetes tipo 2 puede llegar a ser historia!

Como se mencionó en el capítulo 1, el exceso de energía (muchas calorías y mucha grasa) puede hacer que las células tengan menos receptores de insulina, o "puertas" por donde entra la glucosa hacia el interior de las células. El ejercicio produce el efecto contrario, es decir, ***aumenta*** la cantidad de "puertas" por donde entra la glucosa a la célula, reduciendo de esa manera la cantidad de glucosa en la sangre de manera más efectiva.

Los diabéticos y pre-diabéticos tienden a tener acumulación de grasa dentro de las células musculares (los lípidos intramiocelulares mencionados en el capítulo 2), la cual interfiere con la acción de la insulina de muchas maneras. A medida que una persona comienza a hacer ejercicio de manera regular, esta grasa se va "quemando". Este es otro mecanismo por el cual las células se hacen menos resistentes a la insulina.

Por último, el ejercicio ayuda a fortalecer los músculos, es decir, a tener más masa muscular. Como mencioné se mencionó en la sección anterior, el tejido muscular es mucho más metabólicamente activo, es decir, consume más calorías. Esto quiere decir que el músculo necesita más "combustible," y por supuesto, ese combustible es la glucosa en la sangre. Por lo tanto, cuando hacemos ejercicio para aumentar la masa muscular, utilizamos más combustible, es decir, quemamos más calorías (y por consiguiente usamos más glucosa), a través de todo el día y la noche.

Entonces podemos ver que hay muchos mecanismos por los cuales el ejercicio ayuda a revertir la diabetes, y es por eso que el ejercicio es tan absolutamente crucial para los diabéticos. Por ciero no sólo las personas con diabetes y pre-diabetes necesitan hacer ejercicio diario para tener una buena salud, pero para los diabéticos y pre-diabéticos es todavía más esencial.

¿Qué tipo de ejercicio debo hacer?

El ejercicio más fácil de hacer para casi cualquier persona es caminar. Siempre es bueno consultar con un doctor antes de comenzar a hacer ejercicio por primera vez, pero la verdad es que prácticamente cualquier persona con diabetes o pre-diabetes puede beneficiarse grandemente de una **caminata diaria de 45 a 60 minutos**.

Sin embargo, para un diabético es ***mucho más efectivo*** caminar *después de cada comida.* De hecho, los investigadores han determinado que caminar por 20 minutos poco después de una comida resulta en niveles de glucosa más bajos que si el ejercicio se realiza antes de comer.[1] Por eso le recomiendo a las personas diabéticas que, si es posible, **caminen entre 15 a 20 minutos después de cada comida** (tres veces al día). Incluso caminar, aunque sea 10 minutos después de cada comida, ya es gran ayuda. Pero en este caso lo ideal sería ir aumentando la cantidad de a poco hasta llegar a caminar *un total de 45 a 60* minutos durante el día. Para las personas que prefieren hacer otro tipo de ejercicio cardiovascular, como andar en bicicleta, nadar, correr, trotar, etc., dividir este tipo de ejercicio en tres secciones después de cada comida también funciona muy bien.

Hacer alguna actividad física después de cada comida tiene un *efecto similar al uso de insulina*, pero sin sus efectos secundarios. Cuando una persona come, el nivel de azúcar en la sangre (glucosa) sube casi inmediatamente. Si esa persona sale a caminar (o hace algún otro tipo de ejercicio), al estar usando más energía, su nivel de glucosa comenzará a descender. Esto es muy beneficioso para una persona que *tiene resistencia a la insulina*, y sus niveles de azúcar están altos después de comer. Una vez que los niveles de glucosa se han reducido, aunque sea parcialmente, el horario de las caminatas no es tan importante (con tal que de hacer 45 a 60 minutos al día de actividad física por día). Por eso, si no es posible caminar 15 a 20 minutos después de cada comida, entonces de todas maneras es necesario hacer ejercicio cardiovascular por 45 a 60 minutos *a cualquier hora del día* que sea posible. Si una persona desea hacer ejercicio por más tiempo que eso, no hay problema, pero como dije anteriormente, es buena idea consultar con un médico para cerciorarse que todo esté bien.

Una pequeña ayuda extra

Lo bueno de caminar como forma de ejercicio es que es muy fácil de hacer y está al alcance de casi cualquier persona. Otros tipos de ejercicio cardiovascular, como trotar, andar en bicicleta o nadar, también son muy efectivos para las personas diabéticas y pre-diabéticas, aunque tal vez no todos los puedan hacer. Pero hay un tipo de ejercicio que es *todavía más efectivo* para controlar los niveles de glucosa en la sangre que simplemente caminar o trotar.

De acuerdo con un estudio realizado en Dinamarca, caminar con intervalos de alta intensidad ayuda a controlar la glucosa en la sangre mucho más efectivamente que hacer ejercicio moderado continuo, aunque cuando ambos tipos de ejercicio queman la misma cantidad de calorías.[2]

¿Qué son los intervalos de alta intensidad? Vamos a dar un ejemplo: digamos que una persona sale a caminar como cualquier día normal. Los primeros 3 a 5 minutos camina a paso regular como calentamiento. Después de eso, camina lo más rápido que puede por 30 segundos (alta intensidad). Después reduce la velocidad a una caminata normal por otros 60 a 90 segundos (baja intensidad). El ciclo de alta y baja intensidad se repite por unos 15 a 20 minutos. Al final, la persona camina paso normal para enfriar el cuerpo. Este tipo de ciclo de alta y baja intensidad se puede hacer con cualquier ejercicio cardiovascular, incluyendo andar en bicicleta, nadar, trotar, correr, usar la caminadora en un gimnasio, etc. La cantidad de tiempo en los intervalos de alta y baja intensidad también pueden variar, entre 10 segundos a 1 minuto o más.

El ejercicio con intervalos de alta intensidad no sólo ayuda a controlar mejor la glucosa en la sangre, sino también es más efectivo para mejorar la forma física y reducir el porcentaje de grasa en el cuerpo. En otras palabras, el ejercicio con intervalos de alta intensidad ***quema más grasa*** que el ejercicio a velocidad continua.[3,4] Este tipo de ejercicio también ayuda a que los vasos sanguíneos se expandan más, permitiendo que el cuerpo responda al esfuerzo físico de una manera más efectiva, y mejorando el flujo sanguíneo, lo cual ayuda a prevenir los coágulos que pueden causar bloqueos en el flujo sanguíneo.

Aunque el ejercicio con intervalos de alta intensidad es muy efectivo y beneficioso, definitivamente **no es *necesario*** para obtener buenos resultados. Como ya se mencionó, simplemente caminar, acompañado obviamente de una dieta adecuada, es suficiente para revertir la diabetes de la mayoría de las personas con diabetes tipo 2 o pre-diabetes. Pero a las personas que les cuesta mucho perder peso o quemar grasa, o para personas con diabetes difícil de controlar, tal vez hacer este tipo de ejercicio podría proveer la ayuda extra que necesitan.

Puntos para recordar

- ✓ Los avances en la tecnología y la transportación han eliminado la necesidad de hacer ejercicio físico como parte del diario vivir. Por eso ahora necesitamos **agregar** el ejercicio a nuestra rutina de manera **intencional**.
- ✓ Nuestros cuerpos están diseñados para moverse **diariamente**.
- ✓ Una dieta saludable nos puede ayudar a bajar de peso sin hacer ejercicio, pero es muy difícil **mantener** una pérdida de peso sin hacer ejercicio.
- ✓ Cuando bajamos de peso se manera rápida y sin hacer ejercicio, podemos perder masa muscular, lo cual resulta en una reducción de nuestro metabolismo.
- ✓ Hacer ejercicio ayuda a revertir la **resistencia a la insulina**, la cual es la causa principal de la diabetes y pre-diabetes ya que ayuda a las células a usar más glucosa.

- ✓ Para un diabético el ejercicio más efectivo es caminar (o hacer el ejercicio que prefiera) por **15 a 20 minutos *después de cada comida***.
- ✓ Para las personas que pueden hacerlo, el ejercicio con **intervalos de alta intensidad** puede ayudarles a controlar la glucosa más efectivamente y a quemar más grasa que el ejercicio a velocidad continua.

Referencias

1. Colberg, S. R., Zarrabi, L., Bennington, L., Nakave, A., Somma, C. T., Swain, D. P., & Sechrist, S. R. (2009). Postprandial Walking is Better for Lowering the Glycemic Effect of Dinner than Pre-Dinner Exercise in Type 2 Diabetic Individuals. *Journal of the American Medical Directors Association, 10*(6), 394-397.

2. Karstoft, K., Winding, K., Knudsen, S. H., Nielsen, J. S., Thomsen, C., Pedersen, B. K., & Solomon, T. P. (2012). The Effects of Free-Living Interval-Walking Training on Glycemic Control, Body Composition, and Physical Fitness in Type 2 Diabetic Patients: A randomized, controlled trial. *Diabetes Care, 36*(2), 228-236.

3. Tremblay, A., Simoneau, J., & Bouchard, C. (1994). Impact of exercise intensity on body fatness and skeletal muscle metabolism. *Metabolism, 43*(7), 814-818.

4. Trapp, E. G., Chisholm, D. J., Freund, J., & Boutcher, S. H. (2008). The effects of high-intensity intermittent exercise training on fat loss and fasting insulin levels of young women. *Int J Obes Relat Metab Disord International Journal of Obesity, 32*(4), 684-691.

CAPÍTULO 9

Paso #6: Fortalece tus músculos

En el capítulo anterior hablamos bastante acerca del ejercicio y sus beneficios los cuales son importantes no sólo para personas con diabetes, pre-diabetes, sino también para el resto de la población. Sin embargo, lo que muchas veces no se menciona es que hay **dos** tipos de ejercicio que son altamente recomendados, no sólo el ejercicio cardiovascular, como caminar. Obviamente caminar es muy bueno, de hecho, esencial para comenzar a revertir el daño al metabolismo producido por la diabetes. Pero no hacer el *otro* tipo de ejercicio que se recomienda para diabéticos podría impedir que una persona alcance todo su potencial de salud y bienestar.

Este otro tipo de ejercicio altamente recomendado es el ejercicio de ***resistencia muscular***. Este tipo de ejercicio incluye levantar pesas, utilizar máquinas en un gimnasio, o hacer ejercicios utilizando el peso de nuestro propio cuerpo (como cuando hacemos lagartijas o ejercicios abdominales). Lamentablemente muy pocas personas incluyen este tipo de ejercicios en su rutina. Las estadísticas nos dicen que sólo 12% de los adultos con diabetes tipo 2 siguen las recomendaciones de la Asociación Americana de Diabetes y el Colegio Americano de Medicina del Deporte con respecto al ejercicio de resistencia muscular, y sólo un 41% de estos adultos sigue las recomendaciones con respecto al ejercicio cardiovascular[1]. Estas recomendaciones incluyen realizar ejercicio muscular dos o más veces por semana utilizando todos los 8 grupos musculares principales, y hacer ejercicio aeróbico o cardiovascular por 150 minutos a la semana. Increíblemente, estudios de investigación han mostrado que seguir estas recomendaciones ayuda a reducir la glucosa en la sangre con *la misma efectividad* que las medicinas para la diabetes, pero obviamente sin ninguno de los efectos secundarios que las medicinas pueden acarrear. De hecho, los "efectos secundarios" del ejercicio son todos positivos: ayuda a bajar de peso, previene y disminuye la depresión y la ansiedad, ayuda a revertir la arterioesclerosis, prevenir ataques al corazón y al cerebro, previene el cáncer, fortalece el sistema inmune y ayuda a prevenir infecciones, ¡y mucho, mucho más!

Es muy lamentable que en estos tiempos modernos nuestra sociedad se haya hecho tan sedentaria, y que cada vez hagamos menos actividad física con nuestros cuerpos, al punto de que es prácticamente considerado "normal" que las personas *pierdan una parte importante de su masa muscular* con el pasar de los años. De hecho, las personas que son inactivas podrían perder entre un 3% a un 8% de su masa muscular cada década después de los 30 años[2]. Aun las personas físicamente activas podrían experimentar pérdida de masa muscular.

La pérdida de masa muscular con la edad podría llevar a un aumento de peso o un aumento del porcentaje grasa en el cuerpo. Como sabemos, la obesidad, el sobrepeso y un porcentaje alto de grasa en el cuerpo (aun cuando tenemos un peso "normal") aumentan el riesgo no sólo de diabetes, sino también de otras enfermedades crónicas tales como las enfermedades coronarias, la alta presión, los accidentes cerebrovasculares (derrames o embolias cerebrales) y muchos tipos de cáncer.

¿Y si mi peso es muy bajo?

En casi cada lugar donde tengo la oportunidad de dar un seminario o clase acerca del sobrepeso y la obesidad, alguien se me acerca y me dice que su problema no es el sobrepeso, sino que su peso es muy bajo y me pregunta qué puede hacer para subir de peso. Casi todas las veces que esto sucede, yo miro a la persona y puedo ver fácilmente que su peso es normal para su estatura. Rara vez encuentro a alguien que de verdad tenga un peso por debajo de lo normal. Lamentablemente, en nuestra sociedad actual donde 2 de cada 3 personas tienen sobrepeso u obesidad, ¡tener peso "normal" ahora es "anormal"! En otras palabras, nos estamos acostumbrando tanto al sobrepeso, que cuando vemos una persona delgada, se nos hace muy "flaca" o pensamos que tal vez está enferma.

También, hay muchas personas que tienen el síndrome del "flaco gordo" que mencioné en el capítulo 2.

Obviamente, sí hay algunas personas que realmente tienen peso muy bajo, ya sea porque son de contextura delgada, porque tienen algún problema de salud, o porque no están obteniendo suficientes calorías en su dieta por alguna razón. De cualquier forma, este es un problema que afecta a la *minoría*. Hoy en día, el problema más importante en nuestra sociedad es el **exceso de peso**, causado en gran parte por el **exceso de calorías vacías**, no el peso muy bajo. Para una persona que realmente tiene el peso muy bajo y que quiere subir de peso, es mejor aumentar de peso haciendo ejercicio de resistencia muscular y comiendo una dieta saludable, que consumiendo un exceso de calorías que sólo producirá un aumento de grasa en el cuerpo y no de músculo.

Pero sí es necesario también aclarar que en algunos casos graves de diabetes una persona puede experimentar una pérdida de peso muy rápida. Esto sucede cuando la resistencia a la insulina es tan avanzada que la glucosa simplemente no está entrando en las células, y la persona simplemente no se está "alimentando." La glucosa tiende a salir en la orina, lo que produce una orina "dulce" (de hecho, muchos diabéticos antes se daban cuenta que tenían diabetes cuando veían hormigas en el inodoro), y la persona tiende a sentir mucha sed. En estos casos, los niveles de azúcar en la sangre casi siempre están completamente fuera de control, y la persona necesita urgentemente *reducir sus niveles de glucosa y revertir la resistencia a la insulina* para recuperar el peso que ha perdido. En algunos casos en que el páncreas está dañado, la persona necesitará utilizar insulina por lo menos temporalmente. Afortunadamente, seguir las recomendaciones de este libro podrán ayudar a estas personas a lograr precisamente esa reducción de la resistencia a la insulina y por lo tanto una disminución de los niveles de glucosa de manera natural y permanente, aun si utilizan estas recomendaciones en combinación con medicinas para la diabetes o insulina.

Los beneficios del ejercicio muscular

La ventaja de incorporar el ejercicio de resistencia muscular es que este tipo de ejercicio causa un aumento de masa muscular, lo cual hace que nuestros músculos utilicen más glucosa. En otras palabras, las células musculares se hacen menos resistentes, o más sensibles, a la insulina, y esto ayuda a reducir la glucosa en la sangre y a reducir la cantidad de grasa en el cuerpo[3].

Lo mejor de todo es que esto significa que el ejercicio de resistencia muscular no sólo ayuda a quemar calorías en el momento, sino *a largo plazo*, ya que tener más masa muscular aumenta el metabolismo. Esto hace que usemos más calorías a través del día, no sólo en el momento de hacer ejercicio. Con un metabolismo más alto, nuestro cuerpo necesita más combustible para todas nuestras actividades diarias (¡incluso dormir!), entonces las células musculares se hacen más sensibles a la insulina para poder así utilizar el combustible (la glucosa) que necesitan.

Por todas estas razones es muy importante que hagamos una combinación de ambos tipos de ejercicio en nuestra rutina semanal: tanto ejercicios para fortalecer los músculos, como también el ejercicio cardiovascular mencionado en el capítulo anterior. Recordemos que el cuerpo humano está *diseñado* para este tipo de actividad, que antes era parte de nuestro diario vivir, pero que ahora, gracias a todos los avances tecnológicos que hacen la vida más fácil, tenemos que agregar intencionalmente para poder estar en buena salud.

Rutina recomendada

Los ejercicios de resistencia muscular podrían incluir levantar pesas (o botellas de agua, latas de comida, o cualquier cosa que tenga peso), hacer sentadillas, desplantes, ejercicios abdominales, lagartijas, etc. Trabajar en una huerta también provee una buena cantidad de ejercicio muscular si se practica regularmente.

Es importante mencionar que no se recomienda hacer ejercicios de resistencia muscular todos los días. Más bien, es mejor hacer este tipo de ejercicio **dos a tres veces por semana**, siempre dejando por lo menos **un día de descanso entre medio**. La razón es porque después de hacer ejercicios de resistencia los músculos necesitan por lo menos 24 horas para recuperarse y restaurarse. Durante este tiempo las fibras musculares se reparan y se hacen más fuertes. Sin este período de descanso, los músculos se podrían fatigar y debilitar en vez de fortalecerse.

Las personas que nunca han hecho ejercicio de resistencia muscular pueden comenzar a un nivel de principiante. Sin embargo, yo recomiendo hacerse un examen médico si es posible antes de comenzar, especialmente personas con diabetes o alguna otra enfermedad crónica, o de más de 35 años de edad.

Para ver una guía de ejercicios fáciles de resistencia muscular puedes ir a mi página web **www.saludparahoy.com** y descargar la guía gratis de ***10 Ejercicios para una mejor salud***. Esta guía gratuita elaborada por el departamento de salud pública del estado de California contiene ejercicios básicos, incluyendo los grupos musculares principales. Los ejercicios en esta guía se pueden hacer a cualquier edad, con o sin pesas (o mancuernas), y son excelentes para personas que están recién comenzando. La otra opción para las personas principiantes es hacer los ejercicios en la siguiente sección sin utilizar peso o con las mancuernas más livianas.

Nivel medio

A medida que nuestros músculos se vayan haciendo más fuertes y firmes, podemos separar los ejercicios musculares en tres grupos, y así ejercitar los músculos de manera más eficiente. Los que desean, después de haber hecho la rutina básica mencionada en la sección anterior por un mes o más como preparación, pueden avanzar a una rutina de tres días por semana que incluya los siguientes ejercicios. Se pueden utilizar pesas (mancuernas) o bandas elásticas para hacerlos.

Día 1: Piernas

- Desplantes – 2 sets de 6 a 10 repeticiones

Dar un paso largo hacia delante, bajando el cuerpo lentamente hasta que la rodilla de atrás esté a un ángulo de 90° (manteniendo la rodilla de adelante al mismo nivel de los dedos de los pies).

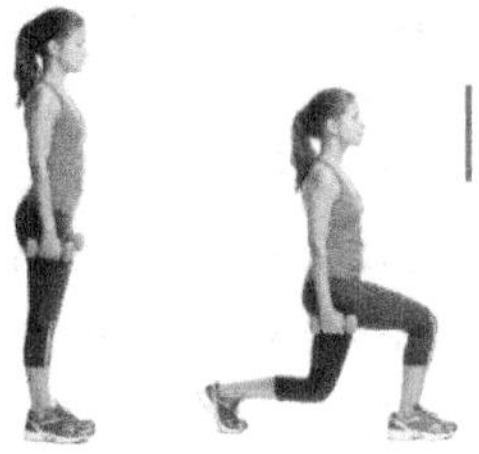

- Elevación de pantorrillas – 2 a 3 sets de 10 a 12 repeticiones

De pie con las piernas separadas o juntas y los brazos a los lados, levantar los talones lo más alto posible. Sostener la posición por uno a dos segundos y regresar a la posición inicial.

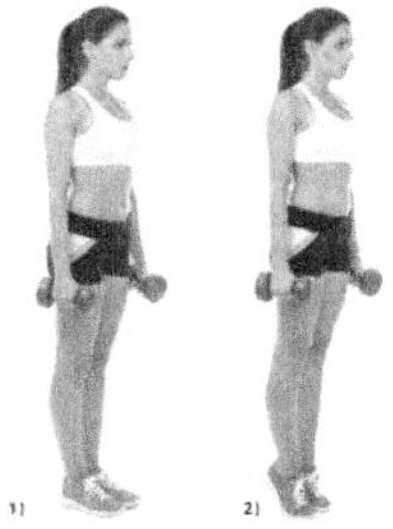

- Sentadillas – 2 sets de 6 a 10 repeticiones

Con los pies separados a la anchura de los hombros, doblar las rodillas y mover las caderas hacia atrás como si se estuviera sentando. Elevando los brazos hacia delante para mejor equilibrio, mantener las rodillas al mismo nivel de los dedos de los pies. Volver a la posición inicial aprentando los glúteos.

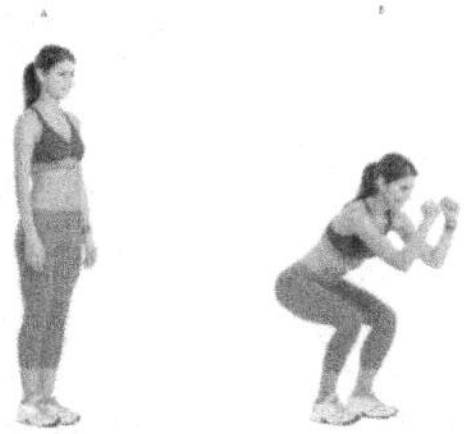

- Peso muerto (deadlift) – 3 sets de 12 a 15 repeticiones

Con los pies a la anchura de las caderas, manos en frente a la anchura de los hombres sosteniendo mancuernas, doblar las caderas y bajar el torso lentamente hasta que quedar casi paralelo al suelo. Volver a la posición inicial lentamente, levantando el peso con los músculos de las piernas.

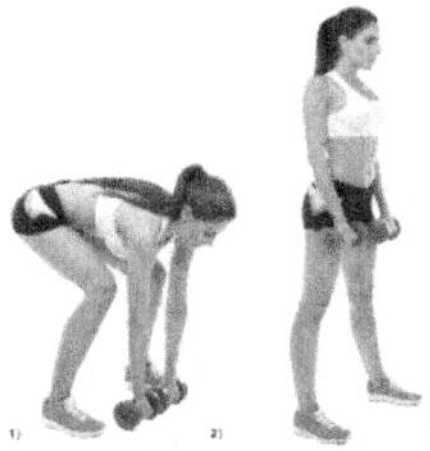

- Los que deseen pueden agregar dos o tres ejercicios más para piernas, glúteos y abdominales, tales como elevación de caderas, subir escaleras, abdominales cruzados, etc.

Día 2: Hombros, pecho y espalda.

- Press de pecho con peso – 2 sets de 6 a 10 repeticiones

Sujentando las mancuernas a un lado del cuerpo, exhalar y extender los brazos verticalmente hasta llegar a la posición máxima.

Bajar los brazos lentamente y repetir.

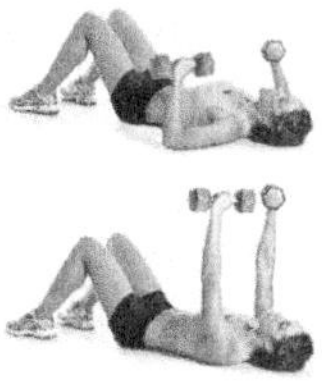

- Remo – 2 sets de 6 a 10 repeticiones (mantén la espalda derecha)

Con la espala recta, el tronco inclinado hacia delante, y los brazos a la anchura de los hombros sosteniendo mancuernas, se contrae la espalda y se elevan los brazos hasta que las mancuernas estén al nivel de la caja torácica. Sostener por un segundo y volver lentamente a la posición inicial.

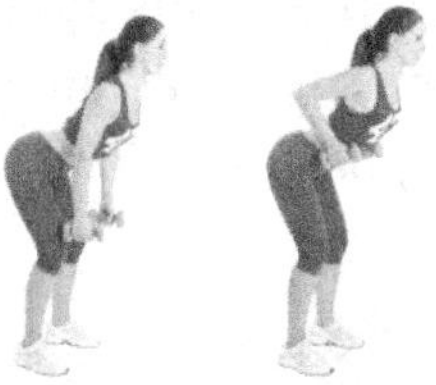

- Lagartijas o flexión de brazos, con rodillas apoyadas (fácil) o en los pies (más difícil) – 2 sets de 8 a 12 repeticiones

Con los brazos hacia fuera, perpendiculares con los hombros, las rodillas en el suelo y el cuerpo extendido en linea recta, se baja la parte superior del cuerpo, aprentando los glúteos, hasta que el pecho toque el suelo. Se vuele a subir lentamente, empujando con los brazos, hasta llegar a la posición inicial.

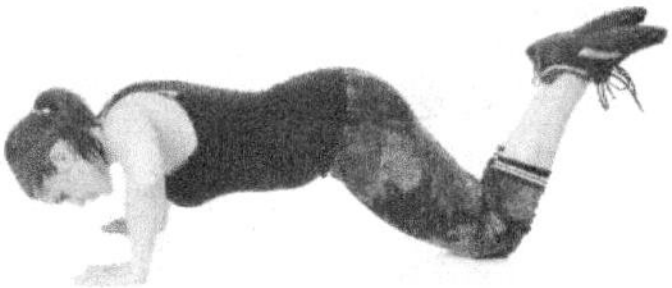

- Elevación de brazos – 2 sets de 6 a 10 repeticiones

Con los pies separados a la anchura de los hombros y los brazos a los lados con o sin mancuernas (también se puede usar una banda elástica), se elevan los brazos hacia los lados hasta la altura de los hombros, manteniendo las palmas hacia abajo. Volver lentamente hacia la posición inicial.

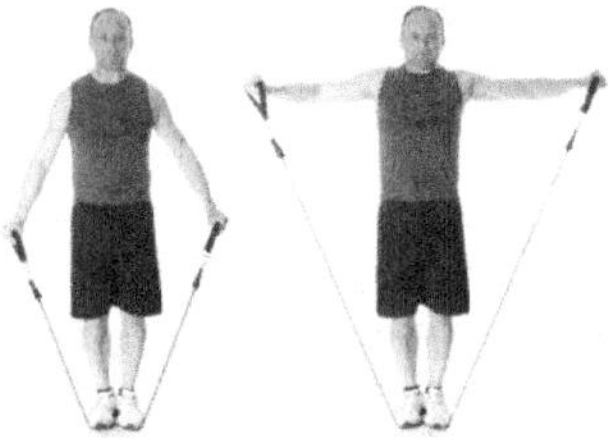

- Los que deseen pueden agregar dos o tres ejercicios más para hombros, pecho y espalda tales como press de hombros, elevación lateral de hombros, remo vertical, peso muerto con piernas rectas, etc.

Dia 3: Brazos, abdominales y caderas

- Flexión de bíceps – 2 sets de 6 a 10 repeticiones

Con los pies separados a la anchura de los hombros y los brazos a los lados sosteniendo mancuernas, se doblan los codos y se suben las manos hacia el pecho. Después de sostener por uno o dos segunos, se baja las manos lentamente hasta llegar a la posición inicial.

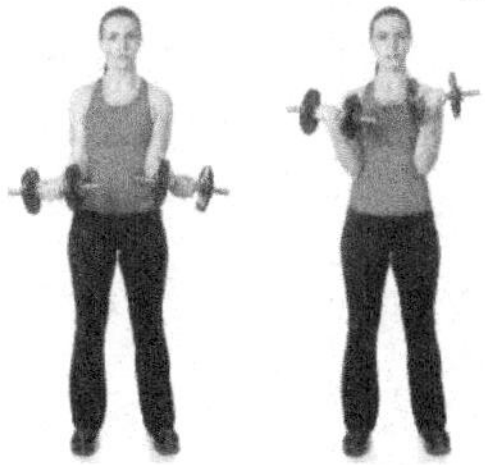

- Abdominales – 3 sets de 12 a 15 repeticiones

Acostado(a) boca arriba en el piso, con las piernas extendidas o con las rodillas dobladas, las manos detrás de la cabeza y el cuello relajado, se levantan los hombros y la cabeza lentamente, apretando los abodominales. Después de sostener por uno o dos segundos, se vuelve lentamente a la posición inicial.

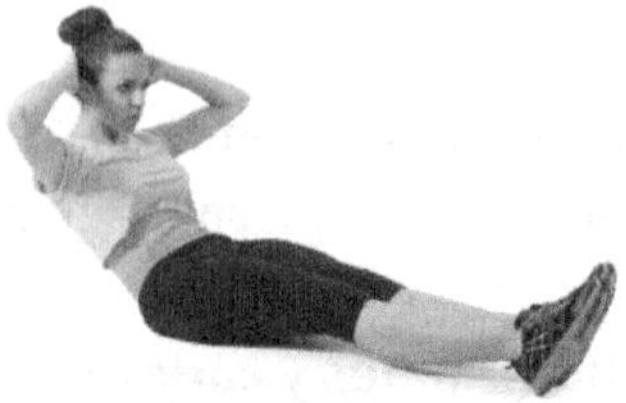

- Extensión de triceps – 2 sets de 6 a 10 repeticiones (manteniendo la espalda derecha)

Con los pies separados a la anchura de los hombros, la espala recta, el tronco inclinado hacia delante y las rodillas ligeramente dobladas, se pueden usar una o dos mancuernas a la vez. Se sostienen las mancuernas con los brazos doblados y luego se extiende el brazo hacia atrás. Después de sostener por uno o dos segundos se regresa a la posición inicial.

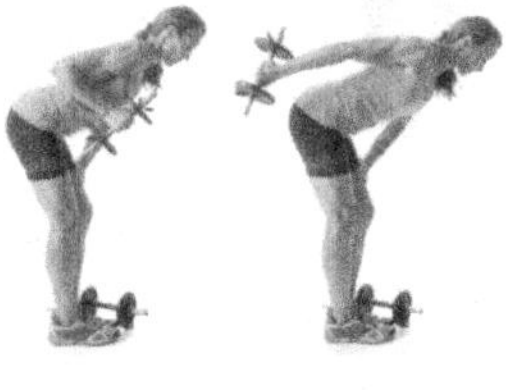

- Elevación de caderas – 2 sets de 12 a 15 repeticiones

Acostado(a) boca arriba en el piso, con las rodillas dobladas, los pies separados a la anchura de las caderas y las manos a un lado del cuerpo, se levantan las caderas apretando los glúteos y se sostiene el cuerpo con los hombros. Después de sostener por uno o dos segundos se regresa a la posición inicial.

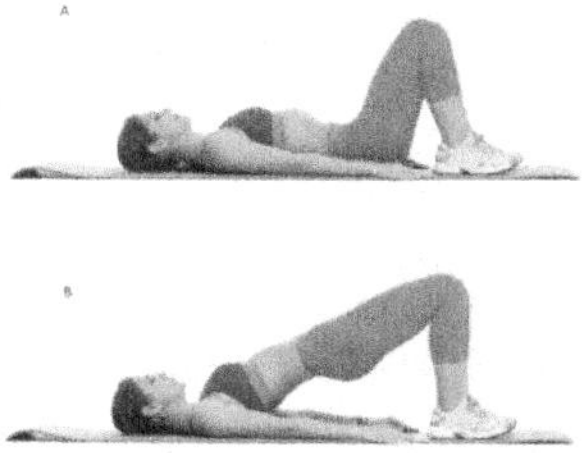

- Los que deseen pueden agregar dos o tres ejercicios más para brazos (biceps y triceps) y abdominales, como flexiones de biceps alternadas, extensiones de triceps encima de la cabeza, abdominales oblicuos, planchas, etc.

Con todos estos ejercicios mi recomendación es usar una cantidad de peso que permita que la última repetición se sienta un poco difícil. Si después de hacer 10 a 12 repeticiones de algún ejercicio la persona siente que aún puede hacer 5 o 10 más, está usando muy poco peso. Para realmente *fortalecer* los músculos y aumentar la cantidad de masa muscular, es necesario desafiar los músculos al punto de sentir un poco de *fatiga muscular* en la última repetición, y a penas poder terminar. ¡Esto es lo que hace que los músculos se fortalezcan!

También, es bueno recordar que es normal sentir que los músculos están un poco adoloridos el día después de hacer ejercicio de resistencia muscular. Hasta cierto punto, esto es de esperarse. Cuando los músculos están un poco adoloridos esto significa que las fibras musculares sufrieron "daño" al hacer ejercicio, y ahora necesitan repararse y fortalecerse. Sin embargo, si el dolor es muy fuerte o más de lo normal, es posible que algún músculo se haya lastimado, y en ese caso es necesario descansar el músculo dañado para que se recupere (aplicar hielo al músculo lastimado también puede ayudar en caso de inflamación). Las lastimaduras se pueden evitar haciendo los ejercicios de forma correcta, ya sea con la ayuda de un espejo o de otra persona que esté observando la forma y los movimientos. Si es posible, es bueno inscribirse en una clase, contratar un entrenador personal o ver videos que enseñen como hacer los ejercicios correctamente.

Seguir avanzando

Los músculos se adaptan fácilmente a una rutina de ejercicios, por lo tanto, es bueno ir cambiando los ejercicios cada mes si es posible. Esto nos ayuda a usar diferentes músculos y ejercitar el cuerpo de manera más eficiente. Hay muchos libros y páginas de internet que explican los diferentes ejercicios que se pueden hacer, con o sin pesas (mancuernas), para fortalecer los diferentes grupos musculares. También se puede consultar con un entrenador personal en un gimnasio para obtener una atención más personalizada y aprender las posiciones correctas para cada ejercicio. De cualquier manera, es lo mejor es seguir siempre intentando mejorar y avanzar para poder alcanzar todo el potencial de salud posible.

Puntos para recordar

- ✓ Hay **dos** tipos de ejercicio altamente recomendados para personas con diabetes y pre-diabetes. Uno es el ejercicio **cardiovascular** (capítulo 8) y el otro es el ejercicio de **resistencia muscular.**
- ✓ Hacer estos dos tipos de ejercicio podría ayudar a reducir la glucosa en la sangre **con la misma efectividad** que las medicinas para la diabetes, pero sin ninguno de los efectos secundarios negativos de las medicinas.
- ✓ Las personas inactivas podrían **perder** entre un 3% a un 8% de su **masa muscular** cada década después de los 30 años.
- ✓ Para una persona que tiene un peso muy bajo es mejor aumentar de peso haciendo **ejercicio de resistencia muscular** y **comiendo una dieta saludable**, ya que consumir un exceso de calorías sólo producirá un aumento de grasa en el cuerpo y no de músculo.
- ✓ Si una persona con diabetes está perdiendo mucho peso, lo más posible es que su resitencia a la insulina esté muy avanzada, y la persona necesita urgentemente ***reducir sus niveles de glucosa y revertir la resistencia a la insulina*** para recuperar el peso que ha perdido.

- ✓ La ventaja de incorporar el ejercicio de resistencia muscular es que este tipo de ejercicio causa un **aumento** de **masa muscular**, lo cual hace que nuestros músculos utilicen **más glucosa**.
- ✓ El ejercicio de resistencia muscular no sólo ayuda a quemar calorías en el momento, sino *a largo plazo*, ya que tener más masa muscular **aumenta el metabolismo.**
- ✓ Los ejercicios de resistencia muscular podrían incluir **levantar pesas**, o hacer ejercicios que utilizan **nuestro propio peso**. Trabajar en una **huerta** también provee una buena cantidad de ejercicio muscular si se practica regularmente.
- ✓ Es mejor hacer este tipo de ejercicio **dos a tres veces por semana**, siempre dejando por lo menos **un día de descanso entre medio**.
- ✓ Los músculos se adaptan fácilmente a una rutina de ejercicios, por lo tanto, es bueno ir **cambiando** los ejercicios **cada mes** si es posible.

Referencias

1. Dugan, J. A. (2016). Exercise recommendations for patients with type 2 diabetes. *Journal of the American Academy of Physician Assistants, 29*(1), 13-18.

2. Flack, K. D., Davy, K. P., Hulver, M. H., Winett, R. A., Frisard, M. I., & Davy, B. M. (2011). Aging, Resistance Training, and Diabetes Prevention. *Journal of Aging Research*, 2011. doi:10.4061/2011/127315

3. Ibanez, J., Izquierdo, M., Arguelles, I., Forga, L., Larrion, J. L., Garcia-Unciti, M., . . . Gorostiaga, E. M. (2005). Twice-Weekly Progressive Resistance Training Decreases Abdominal Fat and Improves Insulin Sensitivity in Older Men With Type 2 Diabetes. *Diabetes Care, 28*(3), 662-6

CAPÍTULO 10

Cómo poner el plan en marcha

En este libro he tratado de presentar en la manera más amplia posible los principios de cómo revertir la diabetes o pre-diabetes de manera natural, es decir, sin necesidad de medicamentos o intervenciones invasivas. De acuerdo con los estudios científicos que se han citado, esto se puede realizar siguiendo una dieta apropiada e incorporando actividad física para revertir la condición que está a la raíz del problema: *la resistencia a la insulina*. Una vez que entendemos por qué se produce la diabetes, es fácil entender por qué este plan funciona tan bien. Miles de personas ya se han beneficiado siguiendo este tipo de recomendaciones, llegando a estar mucho más saludables, alargando su expectativa de vida y ahorrando así miles de dólares en gastos médicos que de otra manera hubieran tenido que realizar.

Sin embargo, hacer cambios no es fácil. Aunque sea difícil, es bueno recordar esta cita que se atribuye a Albert Einstein, *"si seguimos haciendo lo que siempre hemos he-*

cho, continuaremos obteniendo los mismos resultados que hasta ahora. Para obtener resultados diferentes, hay que hacer algo diferente". Aunque nosotros nacimos en un mundo muy diferente al de nuestros antepasados, con muchos supuestos adelantos y mejoras, esto no significa que no podemos cuestionar el sistema de vida en que nos criamos. Si este modelo de vida actual, con su comida rápida y sedentarismo, está llevando a millones a la tumba antes de tiempo, nosotros no tenemos que aceptar las consecuencias como inevitables. Podemos decidir romper el esquema y hacer algo diferente.

Ya llevamos tantas generaciones consumiendo alimentos dañinos para la salud pensando que son los mejores, que cambiar a una dieta natural basada en alimentos no procesados de origen vegetal podría ser tan radical que muchos lo consideran una locura. Pero tenemos que recordar que no siempre la mayoría tiene la razón, y sólo porque la mayoría de las personas en nuestra sociedad actual consume una dieta tóxica, no significa que la dieta convencional sea lo mejor.

Generalmente, los pioneros en cualquier nuevo movimiento son catalogados como "locos", "raros", "extremistas" o "fanáticos". Así ha sido también con este movimiento a un estilo de vida más sano que incluye en una dieta basada en alimentos de origen vegetal. Incluso, hasta hace poco ser vegetariano era considerado prácticamente "peligroso". Pero la ciencia no se puede acallar, y siempre la verdad tiende a salir a la luz. Aunque consumir grandes cantidades de alimentos de origen animal solía considerarse como un signo de prosperidad y altamente valorado desde un punto de vista nutricional, la realidad de sus consecuencias negativas para la salud del ser humano son cada vez más innegables.

Con esto no estoy diciendo que es necesario hacerce vegetariano o vegano para controlar o revertir la diabetes. Vuelvo a repetir que lo importante es seguir una dieta **mayormente *basada*** en alimentos **no procesados** de origen **vegetal**. Ya sea que esto signifique un 70%, 80% o 100% de alimentos de origen vegetal queda a criterio de cada individuo. Es una decisión muy personal. Pero está claro que mientras más nos acerquemos a la dieta "ideal" para la cual fue diseñado nuestro cuerpo, mejor.

El año 2005 la revista National Geographic publicó un artículo acerca de las poblaciones más longevas del mundo. Los cinco lugares con la tasa más alta de centenarios que fueron identificados en el artículo fueron denominados las "zonas azules". Estar son Okinawa, Japón; Loma Linda, California; Ikaria, Grecia; la isla de Cerdeña en Italia, y Nicoya en Costa Rica. Con los años, el tema de este artículo se ha transformado en un verdadero movimiento, que ahora incluye libros, más artículos, páginas internet y programas comunitarios orientados a imitar el estilo de vida de estos centenarios, quienes no sólo llegan a vivir 100 años o más, sino que llegan a esta edad avanzada con una salud envidiable. Una de las carácterísticas en común de todas estas zonas es que su dieta contiene muy poco o nada de alimentos de origen animal. También son físicamente activos, tienen buen apoyo social y disfrutan de una vida con propósito.

Como dije al principio de este libro, el programa presentado aquí para revertir la diabetes puede tener muchos beneficios que van más allá del nivel normal de glucosa en la sangre. Se ha mostrado que este estilo de vida puede ayudar a revertir las enfermedades cardíacas, reducir la hipertensión, perder peso de manera permanente y reducir el riesgo de varios tipos de cáncer. En otras palabras, ayuda a mejorar la salud *en todo aspecto*, incluso mejorando la salud mental y emocional de una persona. Con tantos beneficios, no es de extrañar entonces que cada vez más personas estén adoptando un estilo de vida saludable que incluye una dieta basada en alimentos de origen vegetal.

La importancia del sueño y del estrés

Aparte de la dieta y el ejercicio, en las últimas décadas se ha descubierto a través de varios estudios científicos que la falta de sueño y el estrés también podrían ser factores importantes para el desarrollo de la diabetes. Lamentablemente dormir menos de las horas necesarias para tener una buena salud se ha transformado en un hábito muy común, y hoy en día es considerado prácticamente "normal".

La falta de sueño puede reducir la tolerancia a la glucosa[1] y la sensibilidad a la insulina[2] lo que resulta en la **resistencia a la insulina**, que como ya sabemos, es la causa principal de la diabetes. La falta de sueño también altera las hormonas que regulan el apetito, lo que resulta en un aumento de la sensación de hambre y de ingesta de alimentos[2,3]. Esto a su vez podría llevar a la obesidad que, como también ya sabemos, es un factor de riesgo importante para la diabetes. Se ha estimado que las personas que duermen menos de 6 horas podrían tener el doble de riesgo de desarrollar diabetes que las personas que duermen 7 horas o más[4].

El estrés podría ser otro factor de riesgo que se debe considerar en la diabetes, ya que se ha encontrado que las personas que tienen estrés podrían tener el doble de riesgo de desarrollar diabetes[5]. Esto podría ser debido a que el estés (como también la falta de sueño) eleva el nivel en la sangre de la hormona llamada cortisol. Por su parte, los niveles elevados de cortisol han sido asociados con niveles de glucosa y colesterol elevados[6]. Por lo tanto, el estrés no sólo puede ser un factor de riesgo para la diabetes tipo 2, sino también para los ataques al corazón. Tal vez por esta razón muchas personas piensan que la diabetes les vino por un "susto" que sufrieron, o por haber pasado por una situación difícil o trágica en sus vidas. Lo que puede haber sucedido en esos casos es que la persona *ya tenía resistencia a la insulina* debido a su estilo de vida, y que la situación difícil o "susto" provocó un aumento en los niveles de cortisol que hizo que sus niveles de glucosa se elevaran aún más y se les detectara la diabetes.

Entonces, considerando todo esto, es muy importante que las personas con diabetes y pre-diabetes adopten un plan que también incluya estos dos factores de riesgo. Yo recomiendo, en primer lugar, hacer todo lo posible por dormir las horas adecuadas (7½ a 8 horas por noche) que se recomiendan. Esto podría necesitar la eliminación la cafeína, evitar las pantallas (TV, computadora o teléfono) en las noches, eliminar luces y ruidos en la recámara a la hora de dormir, y actividades como leer o tomar un baño caliente antes de acostarse para ayudar a conciliar el sueño.

Para las personas que sufren estrés es muy importante buscar técnicas para reducir el estrés, incluyendo ejercicios de respiración profunda, meditación y oración, relajación múscular, ejercicio moderado y, para las personas que tengan inclinaciones espirituales, buscar ayuda espiritual.

Paso opcional: Medirse la glucosa a diario

Medirse la glucosa diriamente con un glucómetro es un paso opcional debido a que el costo podría ser muy alto para muchas personas, pero es una de las estrategias más efectivas para darse cuenta de qué efectos tiene la comida en un diabético. Durante los años que trabajé en una clínica comuntaria aconsejando a mujeres embarazadas con diabetes gestacional, pude ver que ellas, al medirse el azúcar 4 veces al día (una vez en ayunas y una hora después de cada una de las tres comidas), tenían una idea más clara de cómo sus hábitos afectaban su enfermedad. También pude observar que las personas que se miden el azúcar más constantemente y que siguen los otros pasos ya mencionados en este libro al pie de la letra, **pueden**

llegar a tener niveles completamente normales de glucosa en sólo unas pocas semanas.

El medir el azúcar con un glucómetro no sólo ayuda a monitorear los niveles de glucosa, sino también ayuda a las personas a darse cuenta qué alimentos son los que más afectan estos niveles y cuáles los afectan menos. Este monitoreo también ayuda a verificar el increíble efecto de una caminata de 15 a 20 minutos después de cada comida. Al medirse el azúcar, los pacientes **llegan a ser responsables por sus propias acciones** y toman un **control personal** de su salud.

¿Qué tan rápidamente debo hacer estos cambios?

La respuesta realmente depende de cada persona. Para poder transformar la salud de manera radical y superar la diabetes lo antes posible, yo recomiendo hacer todos los cambios necesarios en el menor tiempo posible. De esta manera se pueden recibir la mayor cantidad de beneficios en el tiempo más corto. A algunas personas se les hace más fácil tomar la decisión de cambiar su dieta y estilo de vida de un día para otro, dejar de lado todos sus malos hábitos y adicciones, y empezar de nuevo.

Pero para otros es difícil cambiar su estilo de vida tan rápidamente y se sienten abrumados con un cambio tan brusco. Esto se hace aun más complicado porque muchos de nosotros tenemos un apego emocional, cultural y familiar con nuestros alimentos. Incluso algunas personas pueden tener una adicción seria a los alimentos que les están destruyendo la salud (para más información lee mi libro *Cómo vencer la adicción a la comida)*. En esos casos es mejor hacer cambios graduales, tal vez concentrándose en un aspecto del estilo de vida a la vez hasta poder dominarlo antes de introducir nuevos cambios. Hacer cambios lentamente es mejor que no hacer ningún cambio, así que, si es más fácil, una estrategia que ha ayudado a muchas personas es hacer un cambio por semana, por ejemplo. La única desventaja de este método es que la mejoría para la salud también va a ocurrir más lentamente.

Lo otro que tenemos que considerar es que un cambio radical de dieta es como dejar de fumar o tomar café de un día para otro. En la mayoría de los casos, las personas se pueden sentir peor antes de sentirse mejor, ya que su cuerpo comienza a pasar por un período de **desintoxicación**. Durante los primeros días o semanas de un cambio de dieta a una dieta de alimentos más saludables muchas personas experimentan dolores de cabeza, transtornos intestinales, mareos, caída del pelo, etc., y piensan que esta dieta les está afectando negativamente. Otros piensan erróneamente que sus cuerpos **necesitan** carne, leche, o algún otro producto que han dejado de consumir, y los comienzan a consumir otra vez para "sentirse mejor". Esto es lo mismo que le pasa a una persona cuando deja de consumir drogas o de tomar café. Las drogas y los estimulantes, incluyendo la cafeína y la nicotina, alteran el cuerpo de manera que las personas adictas llegan a depender de ellas para sentirse bien.

No debemos confundir la desintoxicación del cuerpo con una necesidad fisiológica. Es necesario darle tiempo a nuestro cuerpo para limpiarse y desintoxicarse, y darle tiempo a una nueva dieta para que dé los resultados que sólo una alimentación óptima puede dar.

ADVERTENCIA

Al principio de este libro, en la sección "Aviso importante", se mencionó brevemente que cuando un diabético decide hacer cambios en su estilo de vida de manera radical, como los cambios que se han propuesto en este libro, su salud puede mejorar radicalmente de manera tan rápida que yo recomiendo que se haga sólo bajo la supervisión de un médico u otro profesional de la salud. Los pasos indicados en este libro, los cuales incluyen principalmente una dieta de alimentos no procesados de origen vegetal más ejercicio diario, son tan efectivos para controlar los niveles de glucosa que sin un cambio de dosis en sus medicamentos o insulina un diabético podría experimentar episodios de hipoglicemia, en los cuales los niveles de azúcar descienden a un nivel muy bajo. Esto podría ser muy peligroso. Una persona diabética que lleva a cabo los cambios recomendados aquí probablemente necesitará ajustar rápidamente los niveles de medicamentos o de insulina (si los toma) para evitar la hipoglicema. Como se mencionó en la sección anterior, utilizar un monitor de glucosa, o glucómetro, también puede ayudar mucho durante este período para así estar al tanto de los niveles de glucosa y hacer los ajustes necesarios.

Muchas de las personas que han seguido nuestro programa de diabetes para la comunidad, o programas similares (como NEWSTART®, el programa del Dr. Neil Barnard o el programa del Dr. Joel Fuhrman) pueden dejar de tomar medicamentos para la diabetes, incluyendo la insulina, en unos pocos días o semanas. En caso de personas que utilizan insulina, tal vez puede llegar a tomarles algunos meses. Sólo en caso muy avanzados de diabetes tal vez una persona pueda necesitar continuar usando pequeñas cantidades de insulina ya que su páncreas puede estar desgastado y no producir la cantidad de insulina que su cuerpo requiere.

Por ejemplo, de acuerdo a las estadísticas del programa NEWSTART® del Instituto Weimar en California, 50% de los pacientes que siguen el programa por los 18 días de duración, eliminan el uso de medicamentos e insulina[1]. En nuestro programa comunitario para revertir la diabetes, todos los participantes que siguen el programa de alimentación de 10 días combinado con ejercicio diario experimentan resultados muy similares, incluyendo una reducción en su sobrepeso, como también una reducción importante en sus niveles de glucosa en la sangre.

Recientemente uno de nuestros participantes dio un testimonio al final del programa en el que indicó que sus niveles de glucosa en ayunas comenzaron a reducirse al tercer día de seguir el programa. Otro participante redujo sus niveles de glucosa en ayunas de 130 o más a menos de 100 en sólo dos a tres semanas de seguir el programa. Un participante que no era diabético, pero estaba interesado en mejorar su salud, perdió 17 libras (7,7 kilos) en un mes de seguir el menú de alimentación que viene incluido en este programa.

Como podemos ver, este programa produce increíbles resultados si se sigue fielmente. ¡Lo importante es intentarlo! Tal vez no todos estén listos o tengan interés de hacer cambios radicales en su vida. Lamentablemente, muchas personas aún sabiendo que esto podría salvarles la vida, eligen seguir lo que ellos perciben como más fácil; es decir, tomar un medicamento o insulina y así no tener que cambiar la dieta o hacer más ejercicio. Esto tal vez sea triste, pero la verdad es que todos tenemos el derecho a elegir lo que hacemos con nuestro cuerpo y nuestra vida.

Mi invitación es para aquellos lectores que realmente desean *mejorar* su salud y *cambiar* sus circunstancias. Tal vez lo que los motive sea vivir más y mejor. Tal vez quieran disfrutar a sus hijos y nietos por más tiempo. Tal vez quieran evitar el peso de una enfermedad que los encadena y les quita el vigor. Cualquiera sea la motivación, mi invitación es para tomar la decisión de probar este programa, aunque sea por sólo 10 días siguiendo el menú en el siguiente capítulo. Si al final deciden que no vale la pena, por lo menos ahora sabrán que ya lo intentaron. Dice un proverbio chino: "Un viaje de miles de kilómetros comienza con un solo paso". Te invito a dar el primer paso hoy.

Resumen de los pasos para revertir la diabetes

1. Consumir mayormente alimentos *no procesados* de origen *vegetal.*
   - Evitar el aceite, azúcar y harinas ya que son procesados, y los productos que los contienen.
   - Evitar o limitar el consumo de carnes, quesos, huevos y derivados de la leche.
2. Consumir por lo menos 3 tazas de verduras al día (no incluye papas, maíz, choclo o elote, ni camotes, batatas o boniatos).
3. Consumir una porción de proteína baja alta en fibra y baja en grasa en cada comida (alrededor de ½ taza de legumbres o ¼ taza de oleaginosas son una porción).
4. Consumir no más de 7 porciones de almidones y por lo menos 2 frutas al día.
5. Hacer ejercicio cardiovascular diariamente:
   - 45 a 60 minutos al día.
   - Si es posible, dividir en 3 y caminar 15 a 20 minutos después de cada comida.
6. Hacer ejercicio muscular:
   - 2 a 3 veces por semana.
   - Dejar por lo menos un día entre medio.
7. Dormir suficiente (7½ a 8 horas por noche) y reducir o evitar el estrés.
8. *Paso opcional*: Medir la glucosa diariamente:
   - 1 a 4 veces al día.
   - En ayunas y 1 hora después de comer.

Puntos para recordar

- ✓ Para algunas personas es mejor hacer un **cambio rápido** y dejar sus malos hábitos y adicciones **de una vez**. Pero para otras personas es mejor hacer **cambios graduales**. Las dos formas son válidas. Lo importante es encontrar lo que funciona mejor para uno.
- ✓ Las **personas más longevas del mundo**, que viven en las "zonas azules", consumen una dieta mayormente basada en alimentos **no procesados** de origen **vegetal**. También son **físicamente activos**, tienen buen **apoyo social** y disfrutan de una **vida con propósito**.
- ✓ **Medirse la glucosa** diriamente con un glucómetro es una de las estrategias más efectivas que un diabético puede utilizar para darse cuenta de cómo sus hábitos afectan su enfermedad.
- ✓ Después de hacer un cambio radical en su alimentación, muchas personas pasan por un período de **desintoxicación**, lo cual puede hacer que se sientan peor antes de empezar a sentirse mejor.
- ✓ Para las personas con diabetes que estén tomando medicamentos o insulina se recomienda que hagan los cambios recomendados en este libro **bajo la supervisión de su médico**. La razón es porque el efecto de este plan es muy rápido y efectivo, y las personas que lo siguen tienen un riesgo de sufrir **hipoglicemia** si están tomando altas dosis de medicamentos o insulina.

Referencias

1. Spiegel, K., Leproult, R., & Cauter, E. V. (1999). Impact of sleep debt on metabolic and endocrine function. *The Lancet,* 354(9188), 1435-1439. doi:10.1016/s0140-6736(99)01376-8

2. Morselli, L., Leproult, R., Balbo, M., & Spiegel, K. (2010). Role of sleep duration in the regulation of glucose metabolism and appetite. *Best Practice & Research Clinical Endocrinology & Metabolism,* 24(5), 687-702. doi:10.1016/j.beem.2010.07.005

3. Cauter, E. V., Spiegel, K., Tasali, E., & Leproult, R. (2008). Metabolic consequences of sleep and sleep loss. *Sleep Medicine,* 9. doi:10.1016/s1389-9457(08)70013-3

4. Yaggi, H. K., Araujo, A. B., & Mckinlay, J. B. (2006). Sleep Duration as a Risk Factor for the Development of Type 2 Diabetes. *Diabetes Care,* 29(3), 657-661. doi:10.2337/diacare.29.03.06.dc05-0879

5. Heraclides, A., Chandola, T., Witte, D. R., & Brunner, E. J. (2009). Psychosocial Stress at Work Doubles the Risk of Type 2 Diabetes in Middle-Aged Women: Evidence from the Whitehall II Study. *Diabetes Care,* 32(12), 2230-2235. doi:10.2337/dc09-0132

6. Reynolds, R., Labad, J., Strachan, M., Braun, A., Fowkes, F., Lee, A., . . . Price, J. (2010). Elevated fasting plasma cortisol is associated with ischemic heart disease and its risk factors in people with type 2 diabetes: the Edinburgh type 2 diabetes study. *The Journal of Clinical Endocrinology & Metabolism,* 95(4), 1602-1608.

7. About The Program - NEWSTART. Accedido el 21 de abril, 2016, de http://newstart.com/about-the-program/about-the-program/#sthash.wawN2Zn1.dpbs.

CAPÍTULO 11

Menú y recetas

Después de haber dado la "teoría" acerca de cómo revertir la diabetes y pre-diabetes por medio de una dieta más saludable, y de haber dado información práctica de cómo incorporar más ejercicio, corresponde también incluir un menú y recetas que puedan servir de guía y apoyo a los lectores.

Todas las recetas están diseñadas para seguir las recomendaciones presentadas en este libro al pie de la letra. Diez días son suficientes para poder ver cambios importantes en la salud. De hecho, el primer estudio clínico en la historia está registrado en la Biblia, en el libro de Daniel, y duró precisamente diez días[1]. El rey de Babilonia, Nabucodonosor, ordenó que los jóvenes llevados a su corte para ser entrenados para su servicio consumieran una dieta basada en carne y vino. Pero algunos jóvenes hebreos que habían sido llevados cautivos a Babilonia se opusieron y solicitaron que se les permitiera consumir legumbres y tomar agua por diez días, y después se evaluara su estado de salud en comparación con los otros jóvenes. Después de los diez días los jóvenes hebreos resultaron estar en mejor estado físico y mejor nutridos que los que consumieron de la dieta del rey[2]. Por lo tanto, en sólo diez días ya se pudo ver una diferencia importante.

Si los diez días se repiten dos o tres veces entonces podemos comenzar a entrenar a nuestro cerebro, formando nuevas vías y conexiones neurales, de esa manera comenzar a formar nuevos hábitos. Un estudio realizado en Europa encontró que toma un mínimo de 18 días para formar un hábito nuevo[3], aunque esta cantidad varía considerablemente de persona a persona, y el promedio fue de alrededor de 66 días. Entonces vemos que mientras más tiempo continuemos con un nuevo hábito, más fácil se hace con el tiempo.

Pero aún así, no es necesario seguir el menú exactamente mientras se sigan los principios presentados en los capítulos anteriores. Es decir, si se utilizan alimentos mínimamente procesados, mayormente de origen vegetal, bajos en grasas y azúcar, en las proporciones correctas (utilizando el modelo del plato presentado en el capítulo 4), entonces podemos hacer nuestras propias recetas o inventar nuestros propios platillos.

De todas maneras, estas recetas pueden ser de gran utilidad para los que etán tratando de aprender un método nuevo de alimentación y no saben por dónde comenzar. Para más recetas apropiadas para revertir la diabetes y otras enfermedades crónicas, también puedes ver mi libro de recetas "Manual de recetas vegetarianas Salud Para Hoy".

Referencias

1. Bhatt, A. (2010). Evolution of clinical research: A history before and beyond James Lind. *Perspectives in Clinical Research*, 1(1), 6-10.

2. Collier, R. (2009). Legumes, lemons and streptomycin: A short history of the clinical trial. *Canadian Medical Association Journal*, 180(1), 23-24. doi:10.1503/cmaj.081879

3. Lally, P., Jaarsveld, C. H., Potts, H. W., & Wardle, J. (2009). How are habits formed: Modelling habit formation in the real world. *European Journal of Social Psychology*, 40(6), 998-1009. doi:10.1002/ejsp.674

Menú de 10 días

* Indica que la receta viene incluida

Día #1

Desayuno
Ensalada de quínoa con fruta*

Almuerzo
1 taza de Frijoles estilo cubano *
½ a 1 taza de arroz integral
2 tazas ensalada verde con Aderezo ranch de marañón*
1 taza de arándanos o cualquier otra fruta

Cena
1 papa pequeña cocida con cáscara
½ taza de Tofu fácil *
1 taza de vegetales al vapor
1 manzana pequeña (opcional)

Día #2

Desayuno
Waffles de soya y avena con Salsa de fresas *
con rebandas de banana

Almuerzo
Fajitas de tofu* con 1 tortilla de harina integral (o 2 de maíz)
⅓ taza de arroz integral
1 a 2 tazas de Ensalada de pepino y tomate *
1 taza de fresas

Cena
Sopa italiana de garbanzos y quinoa *
1 rebanada de pan integral (opcional)
1 pera pequeña (opcional)

Día #3

Desayuno
1 taza de avena cocida
1 banana mediana
½ taza de arándanos, fresas o moras
¼ taza de nueces (crudas)

Almuerzo
Arroz oriental *
1 a 2 tazas de Vegetales estilo oriental *
1 taza de fresas o cualquier otra fruta

Cena
Sopa de lentejas con vegetales *
1 taza de ensalada verde con jugo de limón y sal
½ taza de uvas (opcional)

Día #4

Desayuno
Tofu revuelto*
½ taza de papas rápidas *
1 rebanada de pan integral

Almuerzo
Tostadas bajas en grasa *
1 taza de vegetales al vapor
Rebanadas de melón

Cena
½ taza de espagueti integral con salsa de tomate baja en grasa
Brócoli con Salsa de queso de marañón*
1 naranja pequeña (opcional)

Día #5

Desayuno
Banana Split matutino* con ¼ taza de nueces

Almuerzo
Pita Pizza*
1 taza de Ensalada de col rizada*
1 taza de mango o rebanadas de piña

Cena
Minestrone fácil*
1 taza de ensalada verde con jugo de limón y sal
1 manzana pequeña (opcional)

Día #6

Desayuno
Desayuno de licuado verde*

Almuerzo
Niños envueltos*
1 taza de ensalada verde con Aderezo cremoso de ajo*
1 taza de arándanos o cualquier otra fruta

Cena
1 papa pequeña cocida con salsa mexicana
½ taza de frijoles pintos cocidos
1 taza Ensalada de repollo estilo mexicano*
1 pera pequeña (opcional)

Día #7

Desayuno
Toffruiti con granola*

Almuerzo
Sandwich italiano de albóndigas*
2 tazas de ensalada verde con Aderezo ranch de marañón*
1 taza de fresas o cualquier otra fruta

Cena
1 taza de Lentejas libanesas *
1 a 2 tazas de Ensalada de pepino y tomate *
1 pera pequeña (opcional)

Día #8

Desayuno
Tostadas a la francesa (French Toast)* con rebandas de banana

Almuerzo
Sopa de chícharos (arvejas)*
1 a 2 tazas de ensalada verde con Aderezo cremoso de ajo *
1 taza de frambuesas o cualquier otra fruta

Cena
1 taza Coditos con queso (Macaroni & Cheese)*
1 taza de Ensalada de col rizada *
1 taza de piña (opcional)

Día #9

Desayuno
Waffles Fáciles*
Salsa de fresa*
1 naranja pequeña

Almuerzo
Papas gratinadas*
1 Hamburguesa de tofu*
1 taza de ensalada verde con jugo de limón y sal

Cena
Falafel verde al horno* con hummus
½ taza de arroz integral
1 taza de vegetales al vapor
1 manzana pequeña (opcional)

Día #10

Desayuno
1 taza de avena o cebada cocida
1 taza de fruta picada
¼ taza de nueces pecanas

Almuerzo
Burrito fácil*
2 tazas de ensalada verde con Aderezo ranch de marañón*
1 taza de arándanos o cualquier otra fruta *

Cena
Ensalada de maíz fresco*
1 taza de Sopa de lentejas con vegetales *
Rebanadas de melón (opcional)

Recetas para 10 días

DÍA 1

Ensalada de quínoa con fruta

1 taza de quínoa cocida (tibia o fría)
1 taza de fruta picada
2 cucharadas de crema batida de tofu (receta a continuación) o ½ taza leche vegetal
2 cucharadas de pasas

La quínoa se cocina tapada con el doble de agua por 15 a 17 minutos a fuego bajo. Espera hasta que se enfríe. Mezcla todos los ingredientes en un bol grande. La quínoa se puede endulzar con Stevia o miel si desea, pero generalmente no es necesario. También se puede agregar nueces picadas o coco rallado.

Crema batida de tofu

1 paquete de tofu Mori-nu (firme o extra-firme)
1 ½ a 2 cucharada endulzante natural (miel o agave)
¼ cucharadita de extracto de vainilla
¼ taza de agua (opcional)

Mezcla todos los ingredientes en una licuadora hasta que estén bien cremosos. Guarda en el refrigerador hasta el momento de servir.

Frijoles negros estilo cubano

4 a 5 tazas de frijoles (porotos, habichuelas) negros cocidos
1 cebolla grande, picada
1 pimiento morrón verde o rojo, picado

2 a 3 dientes de ajo
¼ cucharadita de comino molido
1 cucharadita de orégano
1 a 2 hojas de laurel
½ taza de agua o caldo de verdura
Sal a gusto

En una olla grande, añade el agua o caldo de verdura y la cebolla. Sofríe por un minuto y añade el pimiento morrón y ajo. Cocina por unos pocos minutos hasta que la cebolla esté transparente.

Añade los frijoles, laurel, comino y orégano, y sal si desea. Cuando comience a hervir, baja el fuego y cocina por 15 minutos más. Estos frijoles se pueden servir con arroz integral, vegetales al vapor o ensalada.

Aderezo ranch de marañón
1 taza de nueces de marañón (cajú, nueces de la india o "cashews")
1 taza de agua
1 diente de ajo o ½ cucharadita de ajo en polvo
3 cucharadas de jugo de limón
2 cucharaditas de cebolla en polvo o ¼ taza de cebolla picada
¾ cucharadita de sal o sal a gusto
¼ taza de albahaca picada (o 1 cucharadita de albahaca seca)
¼ taza de eneldo o "dill" picado (o 1 cucharadita de eneldo seco)

Licúa todos los ingredientes hasta que la mezcla esté cremosa. Sirve con su ensalada favorita. Mantén refrigerado hasta el momento de servir.

Tofu fácil
1 paquete de tofu extra firme
1 cucharadita de aceite de oliva (opcional)
1 cucharada de Bragg's Liquid Aminos o salsa de soya "light"

Corta el tofu en cubos de ½ pulgada (1 cm). Sofríe con el aceite de oliva o con caldo de verdura durante unos diez minutos o hasta que esté dorado. Si la sartén es antiadherente, se puede sofreír con un poco de agua en vez de aceite. Añade la salsa de soya o Liquid Aminos y revuelve bien.

DÍA 2

Waffles de soya y avena
1 taza de frijoles de soya, remojados toda la noche
1 ⅔ taza de agua
1 cucharada de miel de arvejas, agave o miel de maple
1 cucharada de nueces o almendras picadas
1 cucharadita de extracto de vainilla o extracto de maple
½ cucharadita de sal
1 ⅓ taza de avena

Licúa todos los ingredientes excepto la avena, hasta que la mezcla esté cremosa. Añade la avena y licúa por un minuto más. Permite que la mezcla se espese por un par de minutos y vierte en la wafflera. Dependiendo de la wafflera que uses, cocina los waffles por 3 a 8 minutos.

Nota: En vez de frijoles de soya se puede usar frijoles pintos, blancos, negros, garbanzos, etc. (cocidos).

Salsa de fresas

2 tazas de fresas (frutillas) picadas
Endulzante que gustes: Stevia (recomendada para diabéticos) o miel, agave o jarabe de maple

Licúa 1 ½ taza de fresas. Añade el resto de las fresas y el endulzante que desees. Sirve con waffles o panqueques saludables.

Fajitas de tofu

1 paquete de tofu extra-firme
1 cucharada de Bragg's Liquid Aminos (o salsa de soya light)
½ cucharadita de sal
½ cucharadita de comino
1 diente de ajo, picado fino
1 cebolla mediana cortada en tiritas
1 cucharada de chile (ají) en polvo
1 cucharada de paprika
½ taza de pimiento morrón verde, rojo y amarillo, cortado en tiritas
Tortillas de harina integral o de maíz

Corta el tofu en tiritas, aproximadamente ½ pulgada de ancho y 1 pulgada de largo. Sofríe con agua en una sartén es anti-adherente por alrededor de 10 minutos, revolviendo de vez en cuando y agregando más agua si es necesario, hasta que el tofu se dore. Agrega el Bragg's Liquid Aminos (o salsa de soya light), revuelve y vierte en un recipiente. En la misma sartén sofría la cebolla y el pimiento morrón. Añade el ajo, y un poco de agua si es necesario, sofríe por 5 a 7 minutos. Añade sal, chile en polvo, paprika y comino, y cocina por unos minutos más. Añade el tofu y mezcla bien. En cada tortilla pon alrededor de media taza de esta mezcla, añade guacamole si deseas, y sirve con arroz integral, frijoles o ensalada.

Ensalada de pepino y tomate
1 pepino mediano, cortado en cubos
1 tomate mediano maduro, cortado en cubos
¼ cucharadita de orégano seco o eneldo
Sal a gusto
El jugo de ½ a 1 limón

Mezcla todos los ingredientes en un bol para ensaladas y sirve inmediatamente o refrigera hasta el momento de servir.

Sopa italiana de garbanzo y quinoa
½ taza de quínoa
½ taza de caldo de verdura
1 cebolla mediana picada
1 a 2 zanahorias grandes, cortadas en cubos
2 tallos de apio, rebanados
1 papa grande, cortado en cubos
2 dientes de ajo, picado fino
1 ½ taza de garbanzos cocidos (o una lata)
2 tomates medianos, pelados y cortados en cubos
1 taza de salsa de tomate
2 taza de espinaca o cualquier vegetal de hoja verde
1 cucharadita de paprika
1 cucharadita de albahaca seca o 2 cucharadas de albahaca fresca, picada fina
½ cucharadita de tomillo
1 hoja de laurel
¼ taza de perejil picado
2 cucharadas de sazonador vegetariano (vea receta día 3)
Sal a gusto

En una olla grande, sofríe la cebolla con el caldo vegetal. Añade la zanahoria, apio y ajo, y cocina hasta que los vegetales estén blandos. Añade 6 a 10 tazas de agua (o usa caldo vegetal y omite el sazonador). Cuando el agua comience a hervir, añade la quínoa, la papa y la hoja de laurel. Cocina por alrededor de 10 minutos. Añade los garbanzos, tomates, salsa de tomate, vegetales verdes y sazones. Cocina por 5 a 10 minutos más. Cuando la sopa esté lista, añade el perejil y apaga el fuego.

DÍA 3

Arroz oriental

1 ½ taza de arroz integral
3 tazas de agua
2 cucharadas de sazonador vegetariano (receta más abajo)
¾ cucharadita sal
2 tazas de vegetales mixtos (maíz, zanahorias, arvejas o chícharos, ejotes o judías verdes)
1 receta de tofu fácil (ver receta día 1)

Hierve el agua en una olla pequeña. Añade la sal y el sazonador vegetariano y mezcla bien para disolver. Agrega el arroz y cocina a fuego lento durante 45 a 60 minutos. Deja que el arroz se enfríe por lo menos 30 a 60 minutos. En una sartén calienta las verduras (con un poco de agua si es necesario). Añade el arroz y el tofu y mezcla bien.

Vegetales estilo oriental

1 taza de brócoli, cortado en pedazos pequeños
1 zanahoria grande, rebanada
1 tallo de apio, rebanado
½ cebolla mediana, cortada en tiritas
1 pedazo pequeño de jengibre, picado fino

1 diente de ajo, picado fino
1 cucharada de sazonador vegetariano (receta más abajo)
½ cucharada de Braggs Liquid Aminos o salsa de soya light

Sofríe las verduras con agua o caldo de verduras. Añade el ajo, el jengibre, Braggs Liquid Aminos y el sazonador vegetariano. Revuelve bien hasta que los vegetales estén tiernos, pero no demasiado cocidos. Sirve con arroz integral y tofu si deseas.

Sazonador vegetariano
1 ½ cucharadita de sal de apio
4 cucharaditas de cebolla en polvo
½ cucharadita de ajo en polvo
¼ cucharadita mejorana
2 cucharaditas perejil seco parsley
½ cucharada de sal
¼ taza de levadura nutricional
1 cucharadita azúcar no refinada ("turbinado" o "raw sugar", opcional)

Mezcla todos los ingredientes y guarda en recipiente de vidrio en un lugar seco. Utiliza en lugar de consomé o caldo de pollo.

Sopa de lentejas con vegetales
1 libra (½ kilo) de lentejas
1 cebolla mediana, picada
2 zanahorias medianas, picadas
2 tallos de apio, picados
1 a 2 papas medianas, cortadas en cubos
2 hojas de laurel
1 a 2 dientes de ajo, picado fino
½ taza de salsa de tomate

10 a 12 tazas de agua o caldo de vegetales
½ a 1 cucharadita mejorana
½ a 1 cucharadita tomillo
¼ taza de cilantro picado
½ taza de agua o caldo de verduras
2 cucharaditas de sal o sal a gusto
2 cucharadas de sazonador vegetariano (si no usa caldo de verdura, receta más arriba)

Primero limpia las lentejas, asegurándote de que no queden piedritas o suciedad, y enjuaga bien con agua. Hierve las lentejas y las hojas de laurel en agua o caldo de verduras hasta que estén tiernas (unos 30 a 40 minutos). Mientras tanto, prepara el resto de los ingredientes. Diez a 15 minutos antes que las lentejas estén listas, añade las papas.

Sofríe la cebolla, el ajo, las zanahorias y el apio con agua o caldo de verdura. Añade la mejorana y el tomillo y revuelve bien. Cocina hasta que las verduras estén tiernas (unos 5 a 7 minutos). Añade la mezcla de vegetales a las lentejas. Añade la salsa de tomate, los condimentos y sal al gusto. Cocina por otros 5 a 10 minutos. Añade el cilantro picado y apaga el fuego. Deja reposar durante unos minutos antes de servir.

DÍA 4

Tofu revuelto

1 paquete de tofu firme
½ taza de cebolla picada o 1 cucharadita de cebolla en polvo
¼ taza de agua o caldo de verdura
1 cucharada Bragg's Liquid Aminos (o salsa de soya light)
¼ cucharadita cúrcuma ("turmeric" en inglés)

Aplasta el tofu con un tenedor o un machacador de papas. Sofríe la cebolla con agua o caldo de verdura a fuego medio hasta que esté suave. Añade el tofu y mezcla bien. Cocina el tofu durante un par de minutos más. Añade el resto de los ingredientes y revuelve bien. Sirve inmediatamente.

Papas fáciles
4 papas medianas, cortadas en cubos
1 pimiento morrón mediano, picado
½ cebolla mediana, picada
½ cucharadita de sal o sal a gusto

Sofríe las papas, el pimiento morrón y la cebolla con un poco de caldo de verdura en una sartén antiadherente a fuego medio. Tapa y deja que se cocine durante 10 a 15 minutos, revolviendo de vez en cuando. Añade la sal y continúa cocinando durante otros 5 a 10 minutos o hasta que las papas estén totalmente cocidas. Para una cocción más rápida, cocina las papas en un microondas primero en un plato cubierto durante 5 a 7 minutos, y luego añade a la sartén con las otras verduras y termina de cocinar.

Tostadas bajas en grasa
12 tortillas de maíz
Frijoles negros refritos bajos en grasa (receta más abajo)
2 tazas de lechuga picada
1 tomate, cortado en cubos
1 aguacate (palta) cortado en cubos
1 receta de crema agria de tofu (receta más abajo)

Coloca las tortillas en una bandeja para el horno rociada con aceite aerosol (o cubierta con papel para el horno) y hornea a 375°F (190°C) durante 20 a 30 minutos o hasta que estén doradas y crujientes. ¡Ten cuidado de no quemarlas! Deja que se enfríen por 5 minutos. Cubre las tostadas con frijoles negros refritos y lechuga. Añade los tomates y trozos de aguacate en cada tostada. Añade la crema agria de tofu y salsa si lo deseas.

Frijoles negros refritos bajos en grasa
1 libra (½ kilo) frijoles (porotos, habichuelas) negros
2 dientes de ajo
½ cebolla mediana
2 cucharadas de sazonador vegetariano (vea receta día 3)
Sal a gusto

Remoja los frijoles toda la noche. Escurre el agua, agrega agua nueva y cocina durante 2 horas o hasta que estén tiernos. Añade el ajo, la cebolla, el sazonador vegetariano y sal al gusto y cocina por otros 15 minutos. Cuando estén listos, licúa los frijoles con la cebolla y el ajo en una licuadora o procesador de alimentos. Es posible que tengas que hacer esto en partes. Pon los frijoles licuados en una sartén antiadherente y cocina a fuego lento, revolviendo ocasionalmente, hasta que se sequen y alcancen la consistencia deseada.

Crema agria de tofu
1 paquete de tofu Mori-nu o "silken tofu"
3 cucharadas de jugo de limón
½ cucharadita de sal
¼ cucharadita ajo en polvo
¼ cucharadita cebolla en polvo

Licúa todos los ingredientes hasta obtener una crema homogénea. Refrigera hasta el momento de servir. Si deseas, puedes sustituir el tofu con 1 taza de nueces de marañón crudas o semillas de girasol crudas más ¾ taza de agua.

Brócoli con salsa de queso marañón
1 manojo de brócoli
1 receta de salsa de queso marañón

Corta el brócoli en pedazos del tamaño deseado. El tallo puede ser pelado y cortado en tiras o rodajas y se puede utilizar también (corta una pulgada o 2 cm de la base y descarta esa parte). Cocina el brócoli al vapor durante 3 a 5 minutos, hasta que esté tierno, pero todavía crujiente. Sirve cubierto con salsa de queso marañón o cualquier otro condimento que prefieras.

Salsa de queso marañón
1 taza nueces de marañón (cajú, nueces de la india o "cashews")
1 taza agua
¼ taza tomates secos, o pimento rojo
1 diente de ajo o ½ cucharadita de ajo en polvo
3 cucharadas de jugo de limón
3 cucharadas levadura nutricional
2 cucharaditas polvo de cebolla o ¼ taza de cebolla picada
¾ cucharadita de sal o sal a gusto

Licúa todos los ingredientes hasta que la mezcla esté cremosa y suave. Sirve con verduras al vapor o recetas 100% vegetarianas, tales como coditos con queso, lasaña, nachos, tacos, etc.

DÍA 5

"Banana Split" Matutino
Ingredientes por persona:
1 banana (plátano, guineo)
½ taza avena cocida
Miel, agave, Stevia o algún otro endulzante natural (opcional)
½ taza de fruta (moras, fresas, arándanos, piña o su fruta favorita)
Crema batida de tofu (vea receta día 1)
Chispas de algarroba ("carob chips") - opcional

Cocina la avena con un poco de agua hasta que esté bien espesa. Retira del fuego, añade manzana rallada o endulzante natural, mezcla y deja enfriar unos minutos. Corta el plátano por la mitad a lo largo. Pon sobre un plato largo para "banana split". Pon una o dos cucharadas o "bolas" de avena (usando una cuchara para helado) entre las dos mitades de plátano. Cubre con el resto de la fruta picada y la crema tofu. Derrite las chispas de algarroba (carob chips) en una olla pequeña con un poco de agua. Vierte una o dos cucharadas de algarroba derretidas sobre el "banana split". También se puede decorar con un poco de coco rallado (sin azúcar), pasas, y nueces picadas.

Pita Pizza
Pan pita integral
Salsa de tomate o de espagueti
Vegetales a gusto (cebolla, champiñones, pimientos, aceitunas, tomates, etc.)
Queso vegano o salsa de queso marañón

Pon los panes pita en una bandeja para hornear. Cubre con la salsa de espagueti y aproximadamente ¼ de taza de queso rallado vegano (o salsa de queso marañón) por cada pan de pita. Añade sus vegetales favoritos. Hornea a 400 ° F (200 ° C) hasta que las verduras estén cocidas y el pan pita esté ligeramente tostado.

Ensalada de col rizada ("kale")
8 hojas de col rizada ("kale"), picadas finas
2 zanahorias medianas, ralladas
1 calabacita (zapallo italiano) pequeña, rallada
¼ taza de semillas de girasol crudas
¼ taza de almendras rebanadas
½ taza arándanos azules ("blueberries")
¼ taza arándanos rojos secos ("cranberries", optional) o pasas
¼ taza jugo de limón
1 cucharada miel, agave o endulzante natural
½ cucharadita de sal

Combina todos los vegetales, semillas, almendras y arándanos, y mezcla levemente. Prepara el aderezo combinando el jugo de limón, la miel y la sal. Vierte sobre la ensalada y mezcla bien. Sirve de inmediato o deja reposar durante 30 minutos antes de servir. La col rizada se puede sustituir con repollo o cualquier vegetal de hoja verde.

Minestrone fácil
1 cebolla mediana, picada
2 dientes de ajo, picados fino
2 zanahorias medianas, rebanadas
2 tallos de apio, rebanados
½ taza de agua o 1 cucharada de aceite de oliva
1 taza de arroz integral cocido (opcional)
½ taza de salsa de tomate

4 a 6 tazas de agua
½ cucharada de perejil seco (¼ taza de perejil fresco picado)
½ cucharadita albahaca seca (o ¼ taza albahaca fresca)
½ cucharadita orégano
¼ cucharadita mejorana
1 papa pequeña con cáscara, cortada en cubos
⅓ taza de fideos integrales
2 tazas de frijoles rojos o blancos (o 1 lata)
1 taza chícharos (arvejas) congelados
2 cucharada sazonador vegetariano (receta día 3)
½ cucharadita de sal o sal a gusto

Sofríe la cebolla, el ajo, la zanahoria, el apio y las hierbas en una olla con agua o caldo de verduras hasta que las cebollas estén transparentes. Añade el agua, los fideos y las papas y cocina durante unos 10 minutos. Añade el resto de los ingredientes y cuando hierva otra vez (añade más agua si es necesario), baja el fuego y cocina a fuego bajo durante 5 a 10 minutos más.

DÍA 6

Desayuno de licuado verde
1 banana (plátano, guineo)
1 fruta que gustes, congelada o fresca
¼ taza de nueces (marañón, almendras, nueces, etc.)
o 2 cucharadas de semillas (sésamo, girasol, linaza, etc.)
2 cucharadas de avena (opcional)
1 dátil (opcional)
2 taza de vegetales de hoja verde (espinaca, acelga, col rizada, etc.)
1 taza de fresas, moras o arándanos para decorar

Combina todos los ingredientes excepto las fresas o moras para la decoración. Vierte en un bol. Decora con fresas, moras, arándanos o la fruta de su elección. También puedes agregar linaza o semillas de chía, coco rallado o más nueces.

Niños envueltos
1 repollo mediano o 1 manojo de col verde
2 a 3 tazas de arroz integral cocido
1 receta carne molida burgol, vea receta más abajo (o 2 tazas de lentejas cocidas)
½ taza cebolla picada
1 diente de ajo, picado fino
¼ taza de caldo de verdura
½ taza pimiento morrón picado
½ cucharadita de tomillo
½ cucharadita orégano
3 a 4 tazas salsa de tomate o salsa de espaguetis

Hierve el repollo en una olla grande hasta que las hojas externas estén suaves por 2 a 4 minutos. Retira las hojas con cuidado una por una sin romperlas. Si las hojas interiores no están suaves, regresa el repollo a la olla y hierve durante 2 a 3 minutos más. Si usas hojas de col verde, sumérjelas en agua hirviendo durante 20 a 30 segundos.

Sofríe la cebolla con el caldo de verdura, junto con el pimiento y el ajo durante unos minutos hasta que estén blandos. Añade el tomillo y el orégano. Añade la carne molida burgol y mezcla bien. Rellena cada hoja de repollo o col con 2 a 3 cucharadas de arroz y la misma cantidad de carne molida burgol. Envuelve bien, enrollando como un burrito, apretando los extremos y cerrándolos con los dedos. Pon todos los rollos en una fuente para el horno y cubre con la salsa de tomate o de espagueti. Cubre la fuente y hornea durante 20 a 30 minutos a fuego medio.

Carne molida burgol
2 tazas de trigo burgol ("bulgur wheat")
2 tazas de agua
¾ tazas de nueces
½ taza de cebolla picada
2 dientes de ajo
1 cucharada de sazonador vegetariano
1 cucharadita de sal

Licúa todos los ingredientes excepto el trigo burgol en una licuadora hasta que estén bien cremosos. Vierte en una olla y agrega el trigo burgol. Cocina esta mezcla a fuego bajo por unos 5 minutos, revolviendo frecuentemente. Retira del fuego y deja reposar por 20 minutos. Esparce esta mezcla sobre una bandeja para el horno y hornea a fuego bajo (250°F/120°C) por una hora, o hasta que esté seco.

Aderezo cremoso de ajo
1 taza de nueces de marañón (cajú, nueces de la india o "cashews")
¾ taza de agua
1 diente de ajo, o ½ cucharadita de ajo en polvo
2 cucharadita levadura nutricional
½ cucharadita sal, o sal a gusto
½ cucharadita cebolla en polvo o un puño de cebolla picada

Mezcla todos los ingredientes hasta obtener una crema homogénea. Refrigera hasta el momento de servir.

Ensalada de repollo estilo mexicano

½ repollo mediano, picado fino
1 tomate grande, cortado en cubos
½ aguacate mediano, cortado en cubos
¼ taza de cilantro picado
Jugo de 1 limón
Sal a gusto

Pica el repollo bien fino, agrega el jugo de limón y revuelve. Deja reposar mientras preparas el resto de los ingredientes. Agrega el tomate y el aguacate cortados en cubitos, el cilantro, la sal y el aceite de oliva. Revuelve todo y sirve.

DÍA 7

Toffruiti con granola

1 paquete de tofu Mori-nu tofu tofu "silken", firme o extra firme
1 o 2 dátiles grandes
1 banana (plátano, guineo)
1 ½ taza de fruta fresca o congelada
Una pizca de sal (opcional)
1 taza de granola baja en grasa y baja en azúcar (o cereal Grape Nuts)

Coloca todos los ingredientes excepto la granola en una licuadora. Licúa bien hasta obtener una crema homogénea. Si deseas un sabor más dulce, puedes añadir una cucharada de miel, jarabe de maple, miel de agave, Stevia o añadir más dátiles. Sirvea con granola, cereal Grape Nuts y fruta picada si deseas.

Sandwich italiano de albóndigas
1 receta de albóndigas vegetarianas (receta a continuación)
1 frasco de salsa de espagueti vegetariana o salsa marinara
6 a 8 panes integrales estilo "bolillo"
Queso rallado vegano o salsa de queso marañón

Corta las albóndigas en tres rebanadas y pon en una olla con la salsa de espagueti. Precalienta el horno a 350 ° F (170 ° C). Corta los panes para abrirlos y ponlos en una para hornear. Pon varios pedazos de albóndigas en cada pan, añadiendo bastante salsa a ambas mitades. Cubre con el queso vegano rallado o salsa de queso marañón. Calienta en el horno hasta que el pan se tueste ligeramente.

Albóndigas vegetarianas
1 paquete de tofu firme
2 cucharadas de Bragg's Liquid Aminos o salsa de soya light
1 taza de nueces picadas
½ taza cebolla picada fina
¾ cucharadita de sal
½ cucharadita ajo en polvo
1 cucharadita cebolla en polvo
1 cucharadita perejil seco o 1 cucharada perejil fresco picado
1 cucharada levadura nutricional
¼ cucharadita albahaca seca
¼ cucharadita tomillo
¼ cucharadita salvia
¼ cucharadita sazonador italiano (opcional)
1 ½ taza pan molido integral (o harina integral)

1 taza avena
¼ taza agua
½ taza harina de gluten (o harina integral)

Muele el tofu con un majador de papas o tenedor grande. Añade el resto de los ingredientes y mezcla bien. Trabaja con las manos para mezclar uniformemente. Forma las albóndigas y coloca sobre una bandeja para hornear. Hornea a 350 ° F (170° C). Después de aproximadamente 20 minutos, voltea las albóndigas y continúa cocinando durante otros 10 minutos o hasta que estén doradas.

Lentejas libanesas
1 libra (½ kilo) de lentejas
6 tazas de agua
2 dientes de ajo
1 cucharada de sazonador vegetariano
3 cebollas, rebanadas en aros
1 hojas de laurel
½ taza de caldo de verduras
Sal a gusto

Hierve las lentejas junto con la hoja de laurel, el sazonador vegetariano, el ajo y la sal durante 30 minutos. Añade el caldo de verdura y los aros la cebolla a una sartén grande y sofríe ligeramente. Añade agua o más caldo de verdura si es necesario. Cuando las lentejas estén listas, vierta sobre una fuente para el horno. Esparce los aros de cebolla sobre las lentejas. Hornea a 450°F (230°C) durante 10 minutos o hasta que los aros de cebolla estén ligeramente dorados.

DÍA 8

Tostadas a la francesa (French Toast)

1 paquete de tofu Mori-nu silken tofu (se puede sustituir con 1 taza de nueces de marañón más ¾ taza de agua)
1 cucharada de jarabe de agave o de maple
¼ cucharadita de extracto de vainilla
½ taza de agua
⅛ cucharadita de cúrcuma, "turmeric" en inglés (opcional)
8 rebanadas de pan integral

Mezcla el tofu con el jarabe de agave, la vainilla y el agua. Vierte en a un bol grande. Sumerge las rebanadas de pan en la mezcla de tofu, cubriendo así los dos lados. Pon sobre una sartén precalentada y rociada con aceite aerosol y dora por ambos lados. Sirve con jarabe de maple o salsa de fruta.

Sopa de chícharos (arvejas)

2 tazas de chícharos (arvejas) secos verdes o amarillos
1 tomate grande cortado en cubitos
1 cebolla mediana picada fina
1 zanahoria cortada en cubitos
2 cucharadas de sazonador vegetariano (receta día 3)
¼ taza de cilantro picado (opcional)
1 cucharadita de sal o sal a gusto
8 tazas de agua

Hierve los chícharos por unos 30 minutos. Agrega el resto de los ingredientes y deja hervir por otros 15 minutos o hasta que los chícharos estén bien blandos y se hayan desintegrads. Agrega el cilantro al momento de servir.

Coditos con queso (Macaroni & cheese)
1 paquete de coditos o fideos integrales
1 receta de salsa de queso marañón (vea receta día 4)
1 paquete de tofu firme (opcional)

Cocina los fideos según las instrucciones. Muele el tofu en un recipiente separado. Cuando los fideos o coditos estén listos, enjuágalos con agua fría y mézclalos con la salsa de queso y el tofu, y pon en un recipiente para el horno. Hornea a 350°F (170°C) durante 30 a 60 minutos hasta que se conseguir la consistencia y la textura deseada.

DÍA 9

Waffles fáciles
4 tazas de avena
¾ taza de pasas o dátiles
½ taza de almendras
2 tazas de leche de soya o leche vegetal
½ cucharadita de sal
1 taza de agua

Mezcla todos los ingredientes en una licuadora por un par de minutos. Agrega más agua si fuera necesario para que la mezcla no esté muy espesa. Pon a calentar la wafflera y cubre con aceite spray si es necesario para que los waffles no se peguen. Agrega suficiente mezcla a la wafflera para cubrir la parte de abajo, con cuidado de no rellenarla demasiado. Deja que los waffles se cocinen unos 8 a 10 minutos, o la cantidad apropiada para tu wafflera. Sirve con miel de abejas, miel de maple (arce) o salsa de frutas (receta día 2).

Papas gratinadas

6 a 8 papas medianas cortadas en rebanadas delgadas
2 ½ tazas de agua
¾ taza de nueces de marañón (cajú, nueces de la india o "cashews")
¼ taza de cebolla picada, o 1 cucharadita de polvo de cebolla
1 cucharadita de sal
⅛ cucharadita de paprika

Pon las papas en un recipiente para el horno. Muele las nueces de marañón en una licuadora con 1 taza de agua hasta que estén bien cremosas. Añade el resto del agua y los otros ingredientes, excepto la paprika, y licúa otra vez. Vierte la crema sobre las papas. Cubre y hornea a fuego moderado (350°F o 180°C) por 50 minutos. Quita la cubierta, espolvorea la paprika sobre las papas, y continúae horneando hasta que las papas estén doradas (unos 15 minutos más).

Hamburguesas de tofu

2 tazas de avena
1 paquete de tofu extra firme
1 taza de cebolla picada muy fina
1 taza de nueces picadas muy finas
½ taza de harina de gluten o harina de soya
1 cucharadita de sal
2 cucharadas de levadura nutricional
1 cucharadita de sazonador italiano (o su sazón favorita)
1 cucharadita de paprika o chile (ají) en polvo
¼ taza de agua (aproximadamente)

Muele bien el tofu con un tenedor o con las manos. Agrega el resto de los ingredientes y revuelve bien, agregando suficiente agua para que la mezcla quede bien húmeda y se puedan formar las hamburguesas. Ponlas a cocinar en un sartén o plancha caliente anti-adherente engrasada ligeramente con un poco de aceite aerosol. Cubre y deja que se doren bien por ambos lados a fuego medio. También se pueden hornear a fuego medio hasta que estén doradas por ambos lados.

Falafel verde horneado
1 ½ tazas de garbanzos cocidos
4 tazas de vegetal de hoja verde (como espinaca)
3 diente de ajo, picado bien fino
1 ½ a 2 cucharadas de tahini (pasta de sésamo)
2 cucharada de jugo de limón
¼ cucharadita comino
½ cucharadita sal
¼ a 1 taza de harina integral o harina de avena

En un procesador de alimentos, muele los garbanzos, las hojas verdes, el tahini, el jugo de limón y la sal hasta obtener una pasta homogénea. Transfiere a un bol y añade suficiente harina para obtener una mezcla lo suficientemente espesa para formar las bolas. Prueba la mezcla y agrega más sal o jugo de limón si deseas. Forma bolas pequeñas (del tamaño de pelotas de golf o más pequeñas) y hornea a fuego moderado (350°F/180°C) hasta que estén doradas (30 a 40 minutos), volteando una o dos veces durante ese tiempo. Sirve con hummus (pasta de garbanzos).

DÍA 10

Burrito fácil
1 tortilla de harina integral
2 cucharadas de frijoles cocidos
1 a 2 cucharadas de arroz integral cocido

Lechuga y tomate
Queso vegano, salsa de queso marañón o guacamole (opcional)
Crema agria de tofu (vea receta día 4)

Pon todos los ingredientes dentro de la tortilla. Enrolla cuidadosamente para formar el burrito y ¡disfruta!

Ensalada de maíz fresco
2 tazas de maíz fresco (elote, choclo) descongelado
1 tomate grande picado en cubitos
1 aguacate (palta)
Cilantro picado
Sal a gusto

Combina el maíz fresco, el tomate, aceite de oliva, cilantro y sal en recipiente. Corta el aguacate por la mitad y quite la pulpa cuidadosamente. Corta la pulpa en cubitos y agregua a la ensalada. Revuelve todo muy bien. También se puede añadir un poco de jugo de limón. Sirve inmediatamente o refrigera hasta el momento de servir.

ACERCA DE LA AUTORA

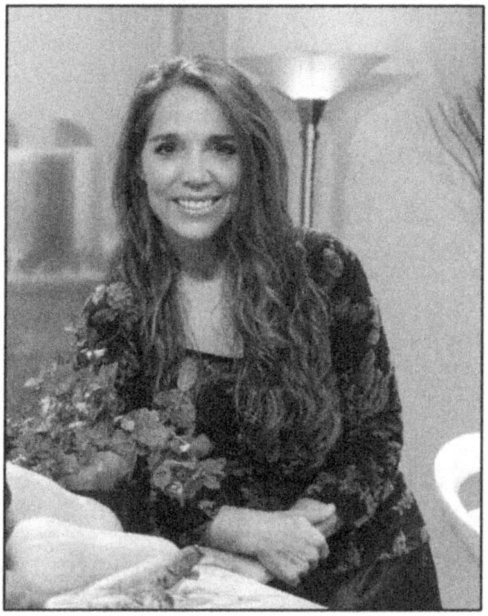

María José Hummel es nutricionista y educadora de salud con muchos años de experiencia en el campo de la prevención, la nutrición y la salud. Ella tiene un máster en Nutrición Humana de la Universidad de Bridgeport, y un Máster en Salud Pública de la Universidad Estatal de San José. Ella ha trabajado como nutricionista en una clínica comunitaria atendiendo a personas con diabetes, sobrepeso, obesidad y otras enfermedades crónicas relacionadas con la dieta. María José también ha trabajado para la agencia WIC (agencia de servicios nutricionales para madres y niños) y la Coalición de la Lactancia Materna de California. Ahora se dedica a dar seminarios de salud en

Estados Unidos y otros países, a enseñar y crear programas de salud en iglesias y centros comunitarios y a escribir artículos y materiales de salud para el público, incluyendo un popular libro de recetas vegetarianas y otros libros relacionados a la salud.

María José ha aparecido como experta invitada en programas de televisión y radio en el área de la bahía de San Francisco en California. También ha aparecido en numerosas ocasiones en las cadenas de televisión 3ABN y 3ABN Latino, realizando programas de cocina como también programas de educación de salud, y también como conductora del programa *Sabores* en 3ABN Latino.

Maria José ha completado el certificado de nutrición basada en plantas en el *T. Colin Campbell Center for Nutrition Studies* de la universidad de Cornell, y ahora está realizando estudios para obtener un doctorado en medicina natural.

Para más información, por favor diríjase a la página internet www.saludparahoy.com